# VIVIR CON VIH/SIDA

# VIVIR CON VIH/SIDA

## GUÍA PARA LATINOS

por

Eric Goosby, M.D.

Rodrigo Munoz, M.D.

Edwin DeJesus, M.D.

Hilton Publishing Company
Chicago, Illinois

Hilton Publishing Company
Chicago, Illinois

Dirija toda la correspondencia a:
1630 45th Street, Suite 103
Munster, IN 46321
219-922-4868
*www.hiltonpub.com*

Nota: La información contenida en este libro es correcta y completa, según el saber y entender de los autores y la editorial en el momento de su publicación. Este libro sólo debe ser usado como referencia y no busca reemplazar o contradecir las recomendaciones de un especialista. Los autores y editores no se hacen responsables de los posibles daños derivados del uso personal de la información proporcionada por este libro.

Catalogación de la Biblioteca del Congreso-en-Datos de Publicación
Goosby, Eric.
    Vivir con VIH/SIDA: guía para latinos / por Eric Goosby, Rodrigo Muñoz, Edwin DeJesus.
    p. cm.
    ISBN 0-9743144-1-2 (papel alcalino)
    1. SIDA (Enfermedad)—Obras populares. 2. Hispanoamericanos—Enfermedades—Obras populares. I. Munoz, Rodrigo. II. DeJesus, Edwin. III. Título.
RC606.64.G66 2005
616.97'92—dc22                                2005003560

Impreso y encuadernado en los Estados Unidos de América.

# ÍNDICE DE MATERIAS

# INTRODUCCIÓN

Unos 40 millones de personas padecen en estos momentos el VIH (Virus de Inmunodeficiencia Humana) o ya han contraído el SIDA (Síndrome de Inmunodeficiencia Humana). La mayoría vive en países en desarrollo, donde las tasas de infección no ceden. Se calcula que 560 personas se contagian diariamente en América Latina y el Caribe. Es decir, más de 23 personas cada hora.

En los últimos 20 años, unos 25 millones de personas han muerto de enfermedades relacionadas con el SIDA. Cada día fallecen 8,500 más. Falta mucho para que el SIDA sea controlado en los países más pobres.

En Estados Unidos el SIDA ha dejado de ser mortal para muchos y se ha convertido en una enfermedad crónica, pero pocos de estos beneficiados son hispanos.

Los índices de contagio son desproporcionadamente altos en nuestra comunidad. De hecho, en el año 2001, aunque los latinos representábamos el 13% de la población, el 20% de los nuevos casos de SIDA se registraron entre hispanos. Ha llegado la hora de que aprovechemos los adelantos de la medicina para combatir la epidemia del SIDA. Lograr un éxito en este sentido es esencial para tener una vida mejor.

Este libro nos da las armas para combatir el SIDA. Y no estamos solos en esta guerra. Por ejemplo, *Clinton Foundation HIV/AIDS Initiative*, del ex-presidente Bill Clinton, apoya a organizaciones internacionales de investigación y grupos de profesionales de la salud especializados en el VIH para confeccionar manuales médicos e intercambiar conocimientos sobre la enfermedad. La eficacia de este esfuerzo será determinada por el número de pacientes que participe en los programas de tratamiento y por la reducción de las infecciones en los países participantes.

# PRIMER CAPÍTULO
# EVITE EL CONTAGIO
## Lo Que Usted Debe Saber

Esta es la historia de un barrio y el VIH.

Manuel siempre ha vivido en el barrio. Manuel se inyecta heroína. También comparte las jeringas. Sabe que no debe hacerlo, pero todavía intenta fingir que en realidad no es un drogadicto y considera que no necesita su propio equipo para inyectarse. Uno de sus amigos contrae el VIH y, como lo ha hecho muchas veces antes, comparte sus jeringas con Manuel. Esta vez, Manuel se infecta con el virus.

Manuel ignora que tiene el VIH y no sabe que puede contagiar a otros. Vive con su novia Diana, a quien ama y con quien tiene una niña: Charlene.

Diana no considera a Manuel un drogadicto. Sabe que consume drogas, pero sólo discuten sobre el tema cuando pelean por dinero. Manuel evita que Diana sepa cuánto consume. El se ve como alguien que se inyecta "de vez en cuando". Manuel es un buen compañero, va a trabajar todos los días y

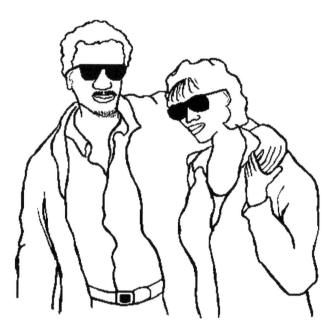

atiende las necesidades de su familia. La pareja no usa preservativos durante sus relaciones íntimas. Diana queda infectada poco después que él.

Un día, Manuel es arrestado por comprar heroína. Al mes en prisión, tiene relaciones con Gustavo. No usan condones. Gustavo contrae el VIH. Tres meses después, Gustavo se hace el examen del VIH en la cárcel y el resultado es positivo.

Un mes después Gustavo es liberado y regresa a vivir con su esposa Linda. No usan preservativos. Gustavo no se siente enfermo, así que se convence de que el diagnóstico del VIH fue un error. No se lo menciona a Linda y la contagia. Linda queda embarazada de su primer niño. Gustavo no cabe en sí de felicidad. Los exámenes prenatales revelan que Linda tiene el VIH.

El médico le explica a Linda que para evitar contagiar al bebé debe tomar una medicina llamada AZT durante el embarazo y el parto, y dársela al niño al nacer. El terror la paraliza, se despreocupa de su cuidado prenatal y no toma AZT. Los médicos dan AZT al niño al nacer, pero Luis, como le llamaron, ya tiene el VIH.

Seis años más tarde, Diana tiene tos permanente y está cansada todo el tiempo. Sufre de erupciones y ha comenzado a adelgazar. Temiendo que sea cáncer se somete a todo tipo de exámenes. El diagnóstico es SIDA, lo que quiere decir que sufre un estado avanzado de la infección con el VIH. Aunque se pone en tratamiento de inmediato, dos semanas después le falta el aliento y la tos se vuelve crónica. Tiene un tipo de neumonía conocida como PCP. Es hospitalizada, y mientras da un paseo por el ala pediátrica de la clínica, ve a un niñito, muy delgado, que está jugando. Es Luis, que tiene una infección fuerte. Diana siente que su vida está arruinada irremediablemente. Se siente culpable y avergonzada. Pierde toda esperanza y no sigue el tratamiento que podría mejorar y prolongar su vida. Un año más tarde, su nuevo compañero, Roberto, y su hija, Charlene, la ven morir. Roberto no se hace la prueba del SIDA. No se siente mal.

Seis meses después Roberto empieza a salir con Camila y la contagia. Se pelean y Camila regresa con su ex novio Tomás, a quien a su vez le contagia el VIH. Roberto contrae una tos fuerte que no se le pasa. Aunque tiene los mismos síntomas que Diana, no se hace la prueba e insiste en sólo tomar jarabes para la tos. Camila descubre que está embarazada. Los estudios prenatales muestran que tiene el VIH en estado avanzado.

Este capítulo es importante para todos: los infectados con VIH, los que tienen un ser querido con el virus, y los que no tienen la infección y quieren evitarla. Es para quienes quieren detener la epidemia entre los hispanos y que saben que la única forma de hacerlo es aprender sobre la enfermedad y compartir este conocimiento.

## DATOS QUE DEBE CONOCER

Según los Institutos de Salud de Estados Unidos, entre 850,000 y 950,000 personas están infectadas con el VIH en dicho país. Una cuarta parte no lo sabe. Cada año se producen 40,000 nuevas infecciones, de las cuales el 70% son entre hombres y el 30% entre mujeres. La mitad corresponde a menores de 25 años.

Un 60% de las nuevas infecciones en hombres se deben a contactos homosexuales, un 25% ocurren por el uso de jeringas infectadas, y un 15% a través de contactos heterosexuales. Cerca del 50% de las nuevas infecciones se producen entre afroamericanos, el 30% en blancos, el 20% en latinos, y un pequeño porcentaje en otros grupos raciales.

Si consideramos el número de casos entre adolescentes reportados en el 2001, un 76.3% fue entre afroamericanos, un 28% entre hispanos, un 11.7 entre indígenas norteamericanos, un 7.9 entre blancos, y un 4.8 entre isleños del Pacífico sur.

En general, el número de casos nuevos entre niños, adolescentes y adultos ha disminuido, pero, entre 1985 y 2001, aumentó la proporción entre las mujeres del 7% al 25%.

El SIDA es hoy la quinta causa de mortalidad en Estados Unidos entre los que tienen de 25 a 44 años. Y la tercera causa de muertes entre los hispanos entre esas edades.

La buena noticia es que el número anual de muertes relacionadas con el SIDA en Estados Unidos disminuyó aproximadamente en un 70% entre 1995 y 2001, de 51,670 en 1995 a 15,603 muertes en 2001. Desafortunadamente, el 52% ocurrió entre los afroamericanos.

## POR QUÉ HACERSE LA PRUEBA

Todos los adultos deben hacerse la prueba del SIDA, porque nadie sabe si ha estado expuesto al VIH. Cuando se tienen relaciones íntimas sin protección, uno no sólo está en contacto con una persona, sino con todas las personas con las que su pareja sexual haya tenido relaciones en el pasado. Al tener relaciones con usted, esta persona también se expone a todos sus contactos sexuales. Usted puede creer que conoce a la persona con la que se acuesta, porque confía en ella, así como Diana y Linda confiaban en sus compañeros. Pero la verdad es que a veces la confianza no es suficiente: su compañero puede no saber que está infectado; puede haber contraído la enfermedad hace 10 años y no tener síntomas que sugieran la infección.

Es urgente que se haga la prueba del SIDA si ha tenido relaciones sexuales sin protección, se ha inyectado drogas o ha tenido relaciones íntimas con alguien que se inyecta drogas. También debe hacerse las pruebas si ha tenido relaciones sexuales durante un período de encarcelamiento o si ha tenido relaciones sexuales o ha compartido jeringas con alguien que ha estado en la cárcel.

En todas las ciudades grandes de Estados Unidos y en muchas zonas rurales se hacen pruebas diagnósticas anónimas y gratuitas. Sólo usted sabrá los resultados. También hay equipos para hacerse la prueba en casa y mandar la muestra al laboratorio por correo. (En la sección Recursos, al final del libro, encontrará información específica sobre estos exámenes).

Hoy en día hay muchos tipos de exámenes. Pueden hacerse con la saliva, la orina, o con muestras de sangre del dedo o de una vena. La mayoría de éstos descubren la presencia de anti-cuerpos contra el virus. Los resultados generalmente se reciben a las tres semanas.

## SEÑALES DE QUE PUEDE TENER EL VIH

Entre los síntomas iniciales más comunes están:

- Sentirse cansado todo el tiempo, aún cuando duerma bien
- Hinchazón sin dolor de los ganglios linfáticos bajo los brazos, en el cuello o en la ingle
- Infecciones o erupciones frecuentes en la cara y dentro de la boca
- Resfriados frecuentes y ataques de herpes
- Diarrea crónica que dura semanas
- Pérdida de peso inexplicable
- Infecciones vaginales recurrentes

Entre los síntomas de etapas más avanzadas están:

- Tos seca con dificultad progresiva para respirar que dura varios días
- Manchas abultadas de color púrpura oscuro en la piel o dentro de la boca, llamadas Sarcoma de Kaposi.

- Fiebre persistente con dolor de cabeza creciente o confusión leve
- Falta de movimiento en un brazo o una pierna, como sucede en el caso de derrames cerebrales.

Entienda que mucha gente no se da cuenta de que tiene la infección. Pueden ignorar los síntomas iniciales por un período de hasta 14 años, hasta que contraen la enfermedad.

> *Entienda que mucha gente no se da cuenta de que tiene la infección. Puede ignorar los síntomas iniciales por un período de hasta 14 años, hasta que contraen la enfermedad.*

Sólo entonces se hacen el examen. Mientras, pueden haber contagiado a todas las personas con quienes tuvieron relaciones sexuales en esa década. Si cree que usted, o alguien que usted conoce, puede haber estado expuesto al SIDA, aún sin tener síntomas, háganse la prueba.

Tenga muy presente que no hay manera de saber si tiene el virus hasta que se haga el examen. Es importante saber su situación médica para poder someterse al tratamiento adecuado y para no contagiar a otros. El tratamiento ha reducido y hasta eliminado los síntomas en muchos latinos, así que también tiene altas probabilidades de funcionar en su caso. Incluso puede prolongar su vida y darle paz y esperanza.

## CÓMO SE TRANSMITE EL VIRUS

El virus se transmite cuando la sangre u otros fluidos corporales de una persona infectada entran al cuerpo de otra. Esto puede ocurrir durante contactos vaginales o anales, compartiendo jeringas infectadas, o con la transfusión de sangre infectada. El virus entra a través de una ruptura de la piel, una llaga o aun una desgarradura microscópica, como ocurre durante el contacto sexual. Usted puede haber contraído el virus de una de estas maneras sin saberlo.

El VIH no se transmite con facilidad. No se contrae tocando a una persona o con un beso. El virus requiere contacto con los fluidos del enfermo, y sus fluidos se deben mezclar con los de esta persona. El virus debe entrar a su cuerpo a través de las membranas mucosas de la boca, la vagina o el ano, a través de cortaduras, jeringas infectadas, o productos de sangre contaminados. El virus no puede infectar cuando está fuera del cuerpo y expuesto al aire. Usted no puede contraer el virus tocando a alguien que lo tiene, usando sus ropas, o tocando objetos que la persona ha tocado.

Una vez que el virus llega a su sangre, ya está contagiado y es considerado seropositivo. Sus síntomas, sin tratamiento, aumentarán a medida que se debilita su sistema inmunológico. Este virus no se va solo.

Hay muchos mitos sobre el VIH. Se dice que una persona sin síntomas no es contagiosa. Usted ya sabe que cualquier persona infectada le puede pasar el VIH. Esto incluye a los que están respondiendo bien a los tratamientos. Aunque no se pueda detectar el virus en ellas, aún pueden contagiar a otros.

También se ha dicho que las medicinas no funcionan entre los enfermos de los grupos minoritarios en Estados Unidos, como los afroamericanos o los latinos. Esto es mentira. Lo que es cierto es esas minorías no reciben las medicinas cuando las necesitan. Muchos esperan hasta las fases terminales para comenzar la terapia. Las medicinas producen buenos resultados cuando son usadas adecuadamente. La experiencia con miles de personas infectadas es que las medicinas son bien toleradas, los síntomas del SIDA usualmente desaparecen, y los pacientes mejoran. A menudo pueden volver a tener una vida normal y regresar a su trabajo.

## CÓMO SE TRANSMITE EL VIH SEXUALMENTE

Volvamos a la manera en que el virus puede infectarlo. Usted contrae el VIH cuando tiene relaciones sexuales sin preservativos. Si usted ya tiene el virus, de la única manera en que no va a contagiar a la otra persona es usando un condón de látex durante el acto sexual. No importa cuál sea su orientación sexual: la única manera de evitar la transmisión del virus es evitando que sus fluidos—semen, sangre y secreciones vaginales—pasen a la otra persona. Es simple: el condón de látex impide que pasen.

Es muy cierto que "el que siembra vientos cosecha tempestades". Si usted es seropositivo y no se protege cuando tiene relaciones sexuales, aún con un extraño, puede ser que no le importe simplemente porque cree que no lo verá de nuevo. Pero el extraño contagiará a otros, y tarde o temprano puede contagiar a alguien cercano a usted.

## LAS PRUEBAS DIAGNÓSTICAS

### Cuándo hacerse el examen

Hay varias clases de pruebas para identificar la presencia del virus en su cuerpo. Algunas de las más recientes (carga viral, la prueba del PCR, el antígeno P-24) pueden detectar la presencia del virus a los pocos días de la infección. Otras (EIA, Western Blot, IFA) registran los anticuerpos que crea el organismo para luchar contra el VIH. No todas las clínicas tienen los equipos para hacer los exámenes más modernos.

Las pruebas usadas más frecuentemente requieren que haya pasado el período de latencia. Es decir, el tiempo en que el cuerpo tarda en crear los anticuerpos contra el virus. Las pruebas usadas por el departamento de Salud ((EIA y Western Blot) identifican los anticuerpos del virus del SIDA más común en Estados Unidos, llamado VIH-1. Hay otra cepa del virus conocida como el VIH-2, que se ha registrado entre los infectados en África Occidental.

> *El período de latencia suele durar unas seis semanas, por lo que se recomienda esperar hasta entonces para hacerse la prueba. Si se la hace antes, usted puede obtener un resultado negativo en la prueba, pero puede contagiar a otros si tiene relaciones sexuales sin preservativos.*

El período de latencia suele durar unas seis semanas, por lo que se recomienda esperar hasta entonces para hacerse la prueba. Si se la hace antes, usted puede tener un resultado negativo en la prueba, pero puede contagiar a otros si tiene relaciones sexuales sin preservativos.

Es posible hacerse una prueba durante este período de latencia con una carga viral o con el antígeno P-24 para el VIH-1, que pueden detectar el virus antes de la producción de anticuerpos. Si no quiere esperar, hable con su prestador de atención de salud (que para la mayoría de la gente es el médico, pero también incluye al auxiliar médico, al enfermero y a otras personas del equipo de atención a pacientes con VIH) para tomar las providencias necesarias.

## EXÁMENES A REALIZAR SI SOSPECHA QUE SE HA EXPUESTO

Si usted cree que se ha expuesto al VIH, vaya a un centro de atención para el tratamiento del SIDA. Allí podrá tener una conversación confidencial con un profesional que le escuchará y le orientará sobre qué hacer. También le ofrecerá hacerse una prueba con EIA. Si ésta resulta positiva, le pedirá que la repita. Si el segundo resultado también es positivo, le harán otro examen: el Western Blot (en algunos laboratorios, una prueba de inmunofluorescencia, el IFA). Si el Western Blot resulta negativo, se le pedirá que regrese en un mes para repetir el examen. También se le harán exámenes de otras enfermedades de transmisión sexual y es posible que se le envíe a un médico.

## EXÁMENES A REALIZAR SI SABE QUE SE HA EXPUESTO AL VIRUS

¿Qué debe hacer si sabe que ha estado expuesto a una persona con el virus? En este caso, aunque las pruebas iniciales pueden ser negativas, vaya a lo seguro y asuma que tiene la infección hasta que hayan pasado ocho semanas y el resultado negativo se mantenga. (Lea más sobre la primera fase de la infección del VIH en "Profilaxis antes de estar expuesto/profilaxis después de estar expuesto", en el capítulo 2).

Mientras tanto, sólo tenga relaciones sexuales con protección. Use condones o no tenga relaciones sexuales. Si usa jeringas, ¡no las comparta!

Sólo es seguro tener relaciones sin condones cuando:

- La otra persona y usted no tienen relaciones sexuales con nadie más.
- Ni usted ni la otra persona se están inyectando drogas.
- Usted y la otra persona obtuvieron pruebas negativas (dos pruebas negativas para cada persona, en un intervalo de tres meses).

Recuerde que debe hacerse los exámenes ocho semanas o poco más después de tener relaciones sexuales sin protección o de compartir jeringas. Estará siendo responsable consigo mismo y con los demás. Usted será parte de la solución y no del problema.

Si está infectado y tiene relaciones sexuales sin protección o comparte jeringas, puede infectarse nuevamente. Este nuevo contacto con el virus le creará más problemas a su sistema inmunológico.

Piense además que si está en tratamiento con medicamentos antirretrovirales y contrae un nuevo virus resistente a la medicina que está tomando, enfermará más rápido y será más difícil de tratar.

## OTRAS MANERAS DE CONTRAER LA INFECCIÓN

Cuando los médicos, los enfermeros y otros profesionales de la salud se han contagiado accidentalmente al clavarse una aguja infectada, o han recibido una salpicadura en el ojo con sangre infectada por no tener la protección ocular correspondiente. La aguja tiene más probabilidad de producir la infección si avanza hasta un músculo o hace brotar sangre, o si la persona que infectó la aguja tenía una gran cantidad de virus circulando en la sangre en ese momento.

También es posible contagiarse a través de una transfusión o del transplante de un órgano infectado (por ejemplo: riñón, corazón, pulmón, córnea, tendón). Si usted está infectado no done sangre. En Estados Unidos, desde 1984 el gobierno requiere que se hagan pruebas del VIH en toda la sangre donada, y ha usado la prueba P-24Ag desde finales de los 90. Esta prueba puede detectar el virus a los siete días del contagio. Gracias a ella, se considera que la sangre donada en Estados Unidos está libre del VIH. En otros países, especialmente en los de África Subsahariana, India, China, y el sureste asiático, todavía es posible contraer el VIH a través de una transfusión.

*Si usted está embarazada y tiene el virus, puede aumentar significativamente las posibilidades de tener un niño sano si toma las medicinas adecuadas durante el embarazo. El tratamiento reduce las posibilidades de contagiar al bebé de un 28% a menos del 5%.*

Las mujeres embarazadas pueden transmitir el virus al feto, especialmente si no están recibiendo tratamiento. Los recién nacidos también pueden infectarse durante el amamantamiento, a través de pequeños cortes en el pezón o de la leche.

Muchas mujeres sólo descubren que tienen el VIH cuando quedan embarazadas y se hacen la prueba como parte de los exámenes prenatales. Si usted está embarazada y tiene el virus, puede aumentar significativamente las posibilidades de tener un niño sano si toma las medicinas adecuadas durante el embarazo. El tratamiento reduce las posibilidades de contagiar al bebé de un 28% a menos del 5%. Incluso si se enteró de que tiene el virus poco antes de dar a luz, al tomar las medicinas le dará algo de protección a su hijo.

¡Recuerde! Una cuarta parte de los niños con SIDA en Estados Unidos son hispanos y un 92% de ellos fueron infectados por sus madres durante el embarazo. Esta tragedia se puede evitar casi por completo. (Lea más sobre el SIDA y el embarazo en el capítulo 9).

La mujer embarazada y seropositiva requiere el mejor cuidado prenatal. Un profesional con experiencia sobre el SIDA puede ayudar a determinar la mejor estrategia para beneficiar tanto a la madre como al niño. El tratamiento correcto puede disminuir el avance de la enfermedad en la madre y las posibilidades de contagiar al bebé.

## EL SIDA Y LAS PRISIONES: LA PUERTA GIRATORIA EN LA COMUNIDAD HISPANA

Hay muchas razones por las que el SIDA ha hecho estragos entre los hispanos y ha destruido familias enteras. Una de ellas es la gran cantidad de latinos en las cárceles. Cifras oficiales indican que en 2002 la cantidad de hispanos presos era casi tres veces más que la de blancos no hispanos.

Muchos enfermos de SIDA han contraído la enfermedad en las cárceles. De allí el concepto de "puerta giratoria", que describe el fenómeno que se produce cuando los jóvenes caen presos, se infectan con el VIH y regresan a la comunidad a seguir una vida sexual activa.

Por otra parte, nuestra cultura nos impide aceptar que entre nuestra gente se practican comportamientos que incrementan el riesgo de la enfermedad. El uso de drogas, la promiscuidad, la homosexualidad y el transexualismo son temas que da vergüenza discutir, mucho más ser asociados con ellos.

Más que vergüenza en sí misma, este sentimiento es miedo al juicio de los demás. Hay conductas que son ya aceptadas en la sociedad en general, pero aún son tabú entre los hispanos. Como consecuencia, no se habla de conductas que llevan a contagiarse con el VIH. Este silencio está matando a nuestras comunidades.

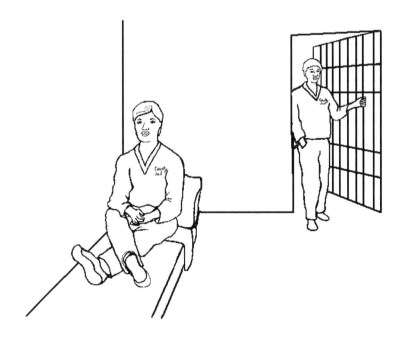

Esta negación y vergüenza es parte de las razones por las que muchos hombres son infectados con el VIH en la cárcel. Nadie quiere hablar de un hecho bien conocido: los hombres encerrados con otros hombres tienen relaciones sexuales. Esto es común, muy común. La mayoría de estos hombres no se consideran homosexuales. Pero sean "gay" o no, si no usan preservativos el VIH y otras enfermedades venéreas se diseminan.

Además, muchos presos ingresan a las cárceles ya adictos a drogas intravenosas. Cuando su drogadicción no es tratada, siguen inyectándose mientras cumplen su condena. Como el acceso a jeringas limpias no es fácil en la cárcel, los presos las comparten entre sí.

Lamentablemente, a las autoridades carcelarias no les gusta admitir que en sus instalaciones se practican las relaciones sexuales y existe la drogadicción. Debido a su silencio, las prisiones continúan siendo un factor importante en la transmisión del VIH.

Muchos jóvenes latinos regresan de las cárceles a sus comunidades y propagan el virus. Muchos de estos jóvenes se encuentran en un estado de negación y no se ven como individuos que estuvieron expuestos a situaciones en las que se pueden haber contagiado el VIH.

Muchos jóvenes ingresan a la cárcel sanos y salen con el virus. Se lo transmiten a sus esposas y amigas, y a los amigos con quienes usan drogas. Algunos son diagnosticados en la cárcel y saben que tienen el virus, pero no le cuentan a nadie porque se avergüenzan de cómo lo contrajeron. Se convencen de que el resultado es erróneo.

Otros nunca vuelven a pensar sobre lo que pasó en la cárcel después de que salen. Olvidan que estuvieron expuestos y que se pueden haber infectado con el VIH. Nunca se hacen exámenes. Es como si creyeran que lo que hicieron en la cárcel todavía está allá, encerrado.

La puerta giratoria entre la prisión y el hogar continúa interrumpiendo sueños y destruyendo vidas en nuestras comunidades. Los que creen que lo que pasa en la prisión no importa después, se están engañando. La prueba es la cantidad de mujeres que contagiadas por sus maridos ex presidiarios.

Estaremos más cerca de vencer al SIDA cuando todos, presos o no, tomen las precauciones necesarias para no infectarse: usar condones de látex y jeringas desinfectadas. Lo mejor que las mujeres de los ex presidiarios pueden hacer es exigirles que usen preservativos.

Los hombres que han estado presos deben hacerse la prueba del SIDA en cuanto salen en libertad, y repetirla tres meses más tarde. Hasta que obtengan dos resultados negativos, sin que se hayan expuesto de nuevo al VIH, deben usar condones y no compartir jeringas. Esta es la única manera en que podrán protegerse a sí mismos y a sus seres queridos, impidiendo que el VIH se propague en su familia y su comunidad.

## NECESIDAD DE HABLAR FRANCAMENTE

Otra de las razones principales por la que el SIDA nos está afectando tanto, es el hecho de que no estemos dispuestos a conversar abiertamente sobre ciertas cuestiones sexuales. Muchas familias conviven con un ser querido que es homosexual o transexual sin tocar el tema. Esta persona puede mantener sus preferencias sexuales totalmente en secreto por miedo a la reacción de sus parientes. Otros esconden sus hábitos, como el consumo de drogas, y sus familiares, avergonzados, no se acercan a ayudarles.

Pero la verdad es que mientras sigamos fingiendo que no existen diferentes preferencias sexuales y que en nuestra familia no hay drogadictos, todos nos estamos exponiendo al VIH. En una atmósfera de secretos, la persona que usa drogas, el homosexual y el transexual serán tratados como si no existieran.

Esto quiere decir que tienen una probabilidad mayor de infectarse con el virus. Por esconder el comportamiento no aceptado, probablemente tampoco se hagan los exámenes del SIDA o de las enfermedades de transmisión sexual, ni vayan al médico cuando experimenten los síntomas. Al no haber nadie que les llame la atención sobre el tema, a menudo siguen con un comportamiento que les pone en riesgo a ellos y a otros.

El no hablar de algo, no hará que desaparezca. Tenemos que estar preparados para mantener conversaciones difíciles, con las que podemos ayudar a que esa persona querida se cuide. Las charlas que funcionan mejor no deben tocar cuestiones morales. Concéntrese en lo concreto: cómo evitar infectarse y contagiar a otros. Ya sea que la persona que usted quiere consuma drogas por vía intravenosa, sea homosexual o transexual, esfuércese por hablarle de la prevención, el diagnóstico y el tratamiento del SIDA.

Lo que hace que muchas de estas situaciones sean trágicas es que la familia se preocupa recién al enterarse de la condición del ser querido, quien quizás les ocultó sus problemas por vergüenza.

Entre más pronto se rompa el silencio, y lo ideal es que sea antes de la infección, mayores son las probabilidades de que la ayuda familiar sea efectiva.

La peor situación ocurre cuando la persona se ha infectado y no va al médico o no se cuida para evitar que sus hábitos sean conocidos. Tal es el caso del hombre que sabe que tiene el virus, pero no usa condones para que su mujer no le haga preguntas. El miedo a decir la verdad, el miedo a la vergüenza y a las peleas, lleva a evitar las medidas que pueden limitar el problema.

*En primer lugar, debe aceptar que tiene la infección. Solamente así puede asumir la responsabilidad.*

El virus no discrimina entre fetos, niños, madres, adolescentes y padres: los infecta a todos. Hay hombres que quedan enredados en una cadena de mentiras, no piden ayuda, y ocultan la enfermedad hasta el último momento. Hay familias que esperan hasta que se ven obligados a llevar a la víctima en camilla hasta el hospital para el primer tratamiento. Esto ocurre mucho después de las primeras manifestaciones del SIDA, mucho después del uso de jeringas infectadas, mucho después del sexo sin protección. Y sin embargo, incluso en esta etapa avanzada no es demasiado tarde para beneficiarse con el tratamiento.

Si tiene el VIH, sea honesto. Es difícil, requiere tiempo, pero es posible. En primer lugar, debe aceptar que tiene la infección. Solamente así puede asumir la responsabilidad. En casos excepcionales, existen razones poderosas para no decirle a la familia o a los amigos, pero aún así es necesario hablar con alguien. Si no quiere hablar con las personas que puede haber contagiado, diga los nombres a los profesionales de la clínica. Ellos ayudarán a las posibles víctimas.

Es muy importante que no contagie a nadie más y se proteja de contraer nuevas infecciones. Mantenga condones a mano cuando tenga la oportunidad de mantener relaciones sexuales. Si usa jeringas, asegúrese de que estén limpias y no las comparta. Lo más importante es obtener tratamiento médico y seguirlo cuidadosamente.

El VIH es una enfermedad crónica y es necesario que usted obtenga atención médica de un profesional capacitado.

# 2

# ¿QUÉ ES EL VIH?
# ¿QUÉ ES EL SIDA?

*EL CONOCIMIENTO MÉDICO ES EL ESLABÓN QUE FALTA EN LA ATENCIÓN MÉDICA DE CALIDAD.*

—Neil Shulman, MD

El SIDA, o Síndrome de Inmunodeficiencia Adquirida, es causado por un virus. Si entiende el virus, tendrá una mejor idea de lo que puede esperar de la enfermedad. Al conocer cómo actúa el virus, usted estará mejor preparado para hablar con su prestador de atención de salud sobre su enfermedad, los resultados de los análisis clínicos y el tratamiento.

*Al conocer cómo actúa el virus, usted estará mejor preparado para hablar con su prestador de atención de salud sobre su enfermedad, los resultados de los análisis clínicos y el tratamiento.*

Una vez que conozca el vocabulario para hablar sobre el VIH/SIDA, podrá hacer las preguntas adecuadas y escoger entre las alternativas para el tratamiento.

Si entiende cómo actúa el VIH, podrá aprovechar el material que encuentre en revistas, libros e Internet. Como consecuencia, podrá obtener el mejor tratamiento disponible.

El conocimiento es poder. Las víctimas del VIH lo han comprobado en diversas ocasiones. En la década de 1980, grupos de personas que padecían VIH se informaron acerca de la enfermedad y usaron esta información para exigir más investigaciones, mejores tratamientos y más fondos para ayudar a otros pacientes. Estos grupos, que contaban con mayor información, se unieron a sus familiares y amigos para lograr que los sistemas médicos que los trataban escucharan sus recomendaciones. Así cambiaron la manera en que la medicina se practicaba y se practica, no sólo con respecto al SIDA, sino también con respecto a la mayoría de las enfermedades crónicas.

Los latinos no aprovechamos todo lo que el sistema médico en Estados Unidos tiene para ofrecer. No aprovechamos las medidas preventivas disponibles simplemente porque no consultamos regularmente a los médicos o a otros profesionales de la salud. Las razones por las que nos alejamos de la atención médica son bien conocidas. Ciertamente, los costos son una barrera poderosa. Pero los obstáculos no son únicamente la falta de acceso y los costos. Es algo mucho más complicado. Tiene que ver con nuestras ideas acerca de la atención médica, y con la visión que tenemos acerca nuestro derecho a recibir dicha atención médica, la cual es necesaria para preservar la salud de nuestra comunidad. Con frecuencia, nuestra gente no utiliza servicios médicos que están a su alcance. Es muy común que nuestros ancianos no recurran a estos servicios aún cuando sufren síntomas graves. como dificultad respiratoria, dolor en el pecho, dificultad para orinar y pérdida de peso repentina. Simplemente no buscan la atención médica que está a su alcance.

En el caso del SIDA, hemos visto a gente de todas las edades que pasan por alto síntomas severos durante meses o años, hasta que se ven obligados a recurrir a un servicio de emergencias con infecciones que pueden ocasionarles la muerte.

Tenemos que preguntarnos por qué ocurre esto. Sólo nosotros tenemos la respuesta. Debemos cambiar las ideas erróneas de que está bien padecer los síntomas y no buscar ayuda médica. Tenemos que empezar a no admitir excusas tales como "no tengo dinero para eso" o "el hospital es un lugar a donde uno se va a morir", "las medicinas no ayudan a los latinos" o "van a usarme para experimentos si voy al hospital".

Si la atención médica igualitaria es un problema político, también es un problema que debe resolver cada individuo y cada comunidad. El primer paso es adquirir los conocimientos necesarios. Por lo tanto, empecemos por saber lo que pasa cuando el virus del VIH entra a su cuerpo.

## LA HISTORIA BIOLÓGICA DEL VIH

El virus del VIH invade y se apodera del cuerpo humano con una eficacia implacable. Como sucede con otros virus, el VIH usa las células de su cuerpo para reproducirse. Pero este virus se apodera precisamente de las células que el cuerpo usa para defenderse de infecciones como el SIDA: las células del sistema inmunológico. Su sistema inmunológico es una defensa extraordinaria que no solamente ataca a las enfermedades comunes como los resfriados, sino que también ayuda a resistir enfermedades graves como la tuberculosis y el cáncer. Si el sistema inmunológico falla, usted queda propenso a contraer toda clase de enfermedades.

El VIH, virus que causa el SIDA, contiene material genético compuesto de ácido ribonucleico (ARN). Los genes contienen el mapa de su vida, y determinan desde el color de su pelo o de su piel, hasta la capacidad de su cuerpo para defenderse de las enfermedades. Es muy raro que el virus use el ARN como material genético para producir y duplicar células. La mayoría de los organismos usan el ADN (ácido desoxirribonucleico). El uso de ARN como material genético requiere un paso adicional para la conquista exitosa de las células huésped: el ARN debe transformarse en ADN. El virus que puede hacer esto se llama retrovirus, porque actúa en reversa: requiere que el ARN se transforme en ADN, en vez del cambio usual de ADN a ARN. El virus del VIH, así preparado, puede vencer y destruir las células del sistema inmunológico que nos ayudan a defendernos de las enfermedades y a prevenir el cáncer.

El virus, explicado sencillamente, tiene una cubierta externa con salientes o espinas que usa para adherirse a la célula que va a penetrar. La cubierta externa luce como un balón de fútbol cubierto por muchas espinas pequeñas. El virus busca receptores específicos, o sitios de aterrizaje, en la superficie de la célula huésped. En particular, el virus tiende a adherirse específicamente a un sitio llamado CD4. Hay muchos puntos de aterrizaje tipo CD4 en cada célula huésped. Después de adherirse a una de las células inmunológicas del sitio CD4, el virus inyecta su material genético dentro de la célula. Cuando el ARN del virus llega al citoplasma (el material que rodea al núcleo de la célula), se transforma en ADN por acción de una enzima llamada Transcriptasa Reversa.

El nuevo ADN se traslada al núcleo de la célula huésped. El núcleo está lleno de material genético. El ADN del virus se mezcla con el ADN de la célula huésped gracias a la acción de una enzima llamada "integrasa". Esto permite que el virus use la maquinaria reproductiva de la célula para producir sus partículas.

El proceso infeccioso resulta en la producción de miles de partículas virales todavía dispersas. Estas partículas se juntan para crear un nuevo VIH llamado "virión", a través de otra enzima llamada "proteasa". Una vez integrados, los viriones rompen las paredes de la célula huésped y salen a identificar células adyacentes que tengan receptores tipo CD4. El virus repite este proceso muchas veces. Así se multiplica y prospera. Utiliza las células huésped, es decir, las de la persona infectada.

Usted podrá entender muchos de los síntomas causados por el VIH si sabe cuáles células tienen receptores CD4 en sus superficies, lo que las identifica para los ataques del virus o de los viriones.

Cuando las células que protegen los nervios de las manos y pies son infectadas por el virus, se experimentan sensaciones de ardor, adormecimiento u hormigueo.

Cuando las células epiteliales del colon son infectadas, se sufre diarrea crónica.

Cuando las células epiteliales invadidas son las de su piel, se producen erupciones en la cara y el pecho y la espalda.

Cuando son las células gliales del cerebro (las que permiten que las neuronas funcionen), es posible desarrollar una demencia acelerada, con pérdida de memoria y de capacidad de razonamiento.

## SU SISTEMA INMUNOLÓGICO RESPONDE AL VIH

¿Qué está haciendo su cuerpo mientras el virus se apodera de las células que tienen el receptor CD4? Su sistema inmunológico comienza a trabajar a toda marcha, y envía varias clases de glóbulos blancos a la sangre para tratar de matar al invasor. Trata de atacar al virus con glóbulos blancos específicamente creados para identificar al organismo extraño y contenerlo.

Cuando se ha detenido al invasor, el sistema inmunológico manda células más grandes a absorber los restos de la pelea entre sus glóbulos blancos y el virus. Desafortunadamente, el virus puede producir cientos de miles de viriones, todos los cuales pueden infectar otras células.

En la pelea entre sus células inmunológicas y el virus, miles de las células inmunológicas mueren y son reemplazadas. La población entera de linfocitos T CD4 (las células que dirigen la respuesta inmunológica) perece cada 48 horas. Alrededor de dos semanas después de la infección, es posible que se sienta como si tuviera gripe. La mayoría de la gente no reconoce los síntomas como la primera indicación de la enfermedad. Esta fase se llama el Síndrome primario del VIH (vea más abajo). Su cuerpo puede mantener esta respuesta inmunológica intensa durante ocho a diez años. Entonces, empieza a perder su habilidad para reemplazar los linfocitos T CD4. En este punto, el número total de las células T CD4 ha comenzado a disminuir.

Su capacidad para combatir las infecciones es adecuada hasta que alcanza un nivel de 200 células CD4. Cuando tiene menos de 200 células CD4, aumenta la frecuencia de infecciones potencialmente mortales. Entonces es cuando se agravan los síntomas del VIH y, lamentablemente, es cuando aquellos que han pasado por alto al VIH durante años, llegan a la sala de emergencias con síntomas de su primera infección potencialmente mortal.

## EL SÍNDROME PRIMARIO DEL VIH

Los primeros signos y síntomas que usted experimenta después de la infección con el virus constituyen el Síndrome primario del VIH. Usualmente ocurre de siete a 14 días después del contagio, y dura 21 días. Es importante reconocerlo por dos razones críticas: usted se ha infectado, y ahora puede contagiar a otros. Si recibe el diagnóstico apropiado, es posible que reciba un tratamiento temprano que puede ser más breve o beneficioso en el futuro.

Las investigaciones demuestran que tal tratamiento, seguido por un período de hasta dos años después de la infección, puede retardar la evolución de la enfermedad en los años siguientes.

Es necesario que conozca el Síndrome primario del VIH, para que pueda hablar con su prestador de atención de salud sobre los beneficios y los riesgos de un tratamiento temprano y breve con drogas antirretrovirales. La mayoría de los pacientes se someten al tratamiento durante apenas seis meses, sin embargo, la duración del tratamiento es un tema que usted y su prestador deben decidir en forma conjunta.

¿Cuáles son los síntomas del Síndrome primario del VIH?

- Fiebre
- Erupción
- Dolor en los músculos
- Inflamación de los ganglios linfáticos
- Dolor de cabeza
- Sensibilidad a la luz
- Candidiasis (un parche blanco que no se elimina cepillándolo) en la lengua y en la boca.

Es importante recordar que en esta fase de la infección algunas personas se sienten muy enfermas, mientras que otras apenas advierten lo que sucede. Cuando los síntomas desaparecen después de varias semanas, la infección viral entra en una fase de "latencia".

El virus no se ha ido, sino que continúa atacando sus células inmunológicas. Aunque usted no tenga síntomas, el virus sigue activo en su cuerpo y éste sigue tratando de derrotarlo. Es una batalla silenciosa que puede durar 10 años o más, y usted puede no saber que tiene el virus. Sin embargo, la infección y la posibilidad de contagiar continúan. Si no usa condones de látex durante las relaciones sexuales o si comparte jeringas, contagiará a otros.

Si sospecha que usted o un amigo puede haber contraído la infección durante los últimos seis meses, ambos pueden beneficiarse realizando un tratamiento temprano, del mismo modo que si hubiera recibido el diagnóstico de primera fase de la infección. Entre más pronto se trate, mejores serán los resultados. No hay razón para jugar a la ruleta rusa con esta enfermedad.

## PROFILAXIS ANTES Y DESPUÉS DE HABERSE EXPUESTO AL VIRUS

"Profilaxis" significa prevención de la enfermedad. Aunque aún no hay una respuesta definitiva, los estudios realizados en profesionales de la salud infectados demuestran que se puede prevenir la infección sometiéndose a un tratamiento de cuatro semanas con medicinas antirretrovirales después de haber estado expuesto al virus. Tomando estas medicinas inmediatamente después de haberse contagiado, es posible evitar que el virus se apodere de las células y las infecte, y que se desarrollen anticuerpos.

Los investigadores han comenzado a estudiar si las medicinas antirretrovirales pueden ser más efectivas en caso de administrarlas justo después del contacto sexual, como en el caso de violación, o previamente a exponerse a la posibilidad de un contagio, como es el caso de los profesionales que tratan con enfermos de SIDA o que manipulan sangre que puede estar infectada. Es necesario realizar más investigaciones para saber qué es lo apropiado.

Lo que sí está claro es que debe hablar con su prestador de atención de salud inmediatamente después de que crea o sepa que se ha infectado con el VIH.

# 3

# LA PRIMERA VISITA A SU PRESTADOR DE ATENCIÓN DE SALUD
## LAS FASES DE LA INFECCIÓN

Cuando los exámenes para detectar el VIH son positivos, su prestador querrá hacerle una evaluación completa para determinar su estado de salud, el grado de evolución del virus en su cuerpo, el daño ocasionado, y la manera de tratar otras infecciones que pudiera tener. En ese momento, se determina en qué "fase" está la enfermedad.

Prepárese. Esa primera visita al doctor puede ser extensa y puede incluir análisis de laboratorio, radiografías, exámenes de orina y, en las mujeres, exámenes ginecológicos. A veces son necesarias varias visitas para hacer la evaluación inicial. Todo lo que se estudia en su cuerpo ayuda a entender qué tanto ha avanzado la enfermedad, y cuál podría ser el mejor tratamiento.

Algunos pacientes seropositivos piensan que todo esto es innecesario. Los exámenes pueden ser molestos, y usted puede pensar que es injusto tener que someterse a exámenes tan intensos cuando acaba de enterarse que tiene una enfermedad grave y se siente particularmente vulnerable. No se desanime. Esta es la mejor manera de salvar su vida.

Hay otra razón para tantos exámenes: el SIDA es una enfermedad compleja que involucra a muchas áreas de su cuerpo. Por eso hay que investigar cuidadosamente hasta dónde ha llegado la enfermedad y cuáles pueden ser los tratamientos más efectivos. El SIDA puede manifestarse con grupos de síntomas o enfermedades que usted quizá no relaciona con el SIDA, como una erupción, una infección vaginal, u otros problemas en muchas otras partes del cuerpo. Si usted, por ejemplo, olvida hacerse un examen radiológico de pecho y sufre de una enfermedad pulmonar, puede empeorar y terminar en el hospital o en algo peor.

Si necesita motivación para seguir adelante con las pruebas diagnósticas, tenga en cuenta la experiencia de Estados Unidos: 37% de las 900,000 personas que padecen SIDA son afroamericanas. Entre aquellos que se han contagiado recientemente, el 50% son afroamericanos; esta historia se repite con los latinos. Las estadísticas mejorarán para todos cuando todos cooperemos activamente en el proceso diagnóstico y en el tratamiento.

Usted tiene razones poderosas para visitar a su prestador de atención de salud, hacerse las pruebas diagnósticas y seguir un tratamiento: si lo hace, la enfermedad evolucionará más lentamente y

- Usted tendrá menos infecciones
- Las infecciones que tenga serán menos graves

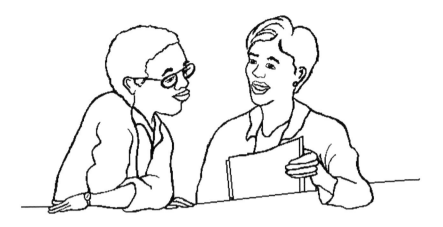

- Prolongará su vida
- Ayudará a controlar la transmisión de la enfermedad en la comunidad

Además, sus acciones pueden ayudar a que alguien a quien usted le tenga afecto no se infecte con el VIH, o evitar que un niño seropositivo contraiga una infección que usted esté albergando. Quizás inspire a personas que conoce a someterse a las pruebas diagnósticas y al tratamiento. Al someterse usted mismo a las pruebas, pasa a formar parte de un movimiento para controlar el VIH/SIDA y finalmente derrotarlo por completo. Así, usted ayuda a su comunidad.

Es posible que se sienta mejor si lo acompaña un miembro de su familia cuando vaya a hacerse las pruebas diagnósticas. Es posible que se sienta abrumado por el diagnóstico del SIDA y hasta es

> *Es posible que se sienta mejor si lo acompaña un miembro de su familia cuando vaya a hacerse las pruebas diagnósticas.*

posible que esté confundido. ¡Esto es normal! Pida que le acompañe alguien cercano, o alguien que ya ha vivido esta experiencia y sepa exactamente por lo que usted está pasando.

Durante la visita al prestador de atención de salud, su acompañante puede encargarse de las citas, los números telefónicos, el transporte y los papeles, de manera que usted pueda concentrarse en hablar con su prestador. Si quiere que esta persona lo acompañe durante los exámenes diagnósticos, pídale al enfermero que le dé cita en un día y una hora que les convenga a ambos.

*Antes de la cita, haga una lista con preguntas y comentarios. Recuerde llevar ese papel al consultorio.*

Antes de la cita, haga una lista con preguntas y comentarios. Recuerde llevar ese papel al consultorio. Esta es la mejor forma de asegurarse de que hará las preguntas aún si se siente angustiado. La lista no sólo le permitirá recordar las preguntas, sino que puede ser el comienzo de un diario de dudas, temas y preocupaciones que puede continuarse de visita en visita. Una libreta dedicada a esto puede ayudar mucho.

Durante su visita, el prestador probablemente le hará muchas preguntas personales sobre su estilo de vida (incluyendo su vida sexual y la posible necesidad de tratamiento para el abuso de alcohol u otras drogas), así como preguntas sobre su salud en general y sobre sus síntomas. De acuerdo con los síntomas y con las pruebas de laboratorio, su prestador puede iniciar un tratamiento para atacar al virus y ayudarle a sentirse mejor. Es importante ser honesto, aunque se sienta avergonzado de sus respuestas.

Lo más probable es que se encuentre con varios profesionales en la clínica, incluyendo médicos, asistentes, enfermeros y otros. Posiblemente entable una relación especial con uno de estos profesionales, quien se encargará de manejar su caso, coordinar las actividades de los otros profesionales que participen y hacer arreglos para consultas y nuevas citas. Esta persona usualmente no es su médico de cabecera, pero sus gestiones garantizan que todos los programas y pruebas de laboratorio se realicen adecuadamente. Este coordinador también le hablará sobre la necesidad de tomar las medicinas según las instrucciones y sobre la necesidad de reducir y hasta eliminar el riesgo de contagio de otros en su comunidad.

La primera persona con la que se entrevistará en la clínica probablemente sea un enfermero, quien le hablará sobre las pruebas a realizar. Usted tendrá oportunidad de hacerle preguntas sobre su salud y el SIDA. Esta es la ocasión para preguntar sobre la protección durante las relaciones sexuales. No sienta vergüenza. Los enfermeros que trabajan en las clínicas de tratamiento de SIDA se dedican a educar a sus pacientes sobre el VIH, incluyendo el sexo protegido. ¡Ellos han oído de todo!

Usted deberá contestar las preguntas embarazosas solamente una vez. No tendrá que repetir su respuesta. Al enfermero no le interesa su vida privada. Su interés es contribuir a disminuir la propagación de la enfermedad en usted mismo y en la comunidad. Es importante que todos, como miembros de la comunidad, entendamos cómo el virus se transmite de una persona a otra. Parte de la tarea del enfermero es ayudarnos a entender esto para que realmente nos protejamos mutuamente de la infección. Recuerde que el enfermero no repetirá lo que usted ha dicho a no ser que tenga su consentimiento. A menudo, los pacientes necesitan ayuda para decirles a otros que pueden haber contraído la infección. Bajo su propio control, se puede establecer un plan de ayuda.

*Al enfermero no le interesa su vida privada. Su interés es contribuir a disminuir la propagación de la enfermedad en usted mismo y en la comunidad.*

Más adelante, su prestador de atención de salud iniciará el examen físico y empezará a ordenar nuevas pruebas de laboratorio. La buena noticia es que si ahora tiene algún problema—por ejemplo, una molesta infección en la piel, o problemas auditivos u oculares—ya está en camino de recibir ayuda. Comente con su prestador todos los problemas que tenga, aunque no crea que estén relacionados con el SIDA. Con el VIH, los problemas pequeños se hacen grandes rápidamente, de manera que el tratamiento temprano es el más efectivo.

El SIDA puede ser una enfermedad cruel, sí. ¡Pero no es necesario que sufra! Recurra a los profesionales. Usted sólo tiene que aceptar su ayuda.

Al comienzo, será sometido a un examen físico general que incluye tomarle la presión arterial y auscultarle el corazón y los pulmones. El prestador de atención de salud le preguntará sobre sus síntomas. Lo examinará buscando signos típicos del VIH en la piel, las yemas de los dedos, los pulmones, la boca y los ojos. A las mujeres se les practicará un examen ginecológico y una prueba del embarazo, de ser necesario.

El prestador le examinará la piel, incluyendo la de los pies, para determinar si tiene cáncer, herpes, infecciones de bacterias o de hongos, y zonas inflamadas por soriasis. Si usted sufre alguna de estas afecciones, el prestador le ofrecerá cremas para disminuir el malestar o tratar la infección.

El examen de la boca y garganta puede permitir la identificación de moniliasis, una infección que se asemeja a un parche blanco en la lengua o en el paladar. Usualmente no es dolorosa y se puede tratar fácilmente. Puede haber otros problemas en la boca, incluyendo leucoplaquia, y un tipo de cáncer de la piel común en casos de VIH, llamado sarcoma de Kaposi.

El enfermero puede extraerle sangre o derivarlo a una clínica para que realicen allí la extracción. El estado general de su sangre permitirá determinar:

- La cantidad de glóbulos rojos y blancos
- La cantidad de lípidos, colesterol y triglicéridos
- Funcionamiento de los riñones y del hígado
- Manifestaciones de diabetes
- Indicios de infecciones como sífilis, hepatitis A, B, C, y toxoplasmosis (vea "otras pruebas" más abajo), y tuberculosis (PPD o Rayos X).

El investigar los indicios de infecciones pasadas y presentes nos ayuda a elaborar un plan de tratamiento que cubra todas sus necesidades médicas.

Durante los siguientes años se repetirán varias veces dos pruebas muy importantes:

- Prueba de CD4

• Carga viral.

Estas pruebas muestran cómo está combatiendo su cuerpo el VIH y permiten a su prestador de atención de salud saber en qué fase se encuentra la enfermedad. El prestador analiza sus síntomas y estas pruebas para decidir cuál es el momento adecuado para ofrecerle medicamentos. A través de los resultados de las pruebas, el prestador también puede obtener una idea general acerca de cuánto tiempo hace que está infectado y qué tan cerca está usted de que se le diagnostique SIDA. Hablemos sobre cada una de estas pruebas tan críticas.

## LA PRUEBA DE CD4

Esta prueba muestra la fortaleza de su sistema inmunológico, en base a un conteo de la cantidad de células CD4. ¿Qué son las células CD4? Se trata de un tipo de glóbulos blancos llamados "células ayudantes T", que combaten las infecciones. Cuando el virus invade el cuerpo, ataca inmediatamente las células T y comienza a apoderarse de ellas y a destruirlas. Su cuerpo reacciona produciendo más células T. Al comienzo su cuerpo le lleva ventaja al virus. El virus destruye las células y el cuerpo fabrica más. Sin embargo, con el paso de los años su cuerpo se va cansando y no puede mantener el ritmo. El virus sigue destruyendo células, pero el cuerpo llega a un punto, entre cinco y diez años después, en que no puede reemplazarlas. Entonces, la prueba de CD4 muestra una cantidad baja de células de este tipo.

Las células ayudantes T están entre los muchos tipos de glóbulos blancos que combaten la infección. Incluso si el número de células CD4 es bajo, parte del sistema inmunológico sigue funcionando, pero, en general, si usted tiene el VIH, su sistema inmunológico está debilitado. Las células CD4 son células de alarma, que están atentas a las infecciones que invaden el cuerpo y mandan una señal al resto del sistema inmunológico cuando ocurre una infección. Cuando su cuerpo tiene menos células CD4 debido al VIH, es más difícil que sepa que ha llegado una infección porque hay menos alarmas, de manera que es más difícil que prepare sus defensas.

Una persona sana sin el VIH tiene de 600 a 1,500 células CD4 por microlitro de sangre. Asumamos que usted tiene 1,000 células CD4 al comienzo de su infección. Aquellos pacientes que están peleando duramente contra el VIH y comenzaron con 1,000 células, pueden tener unas 600 después de cinco años, 520 después de ocho años, y 440 después de nueve años de iniciada la infección. El número de células CD4 disminuye en unas 80 al año. En otras personas, el recuento de células CD4 puede ser de 1,500 al comenzar la infección. Durante el mismo período de nueve años el recuento puede declinar a 1,100 células. Los síntomas graves ocurren cuando el recuento llega a 200 o menos.

Algunas clínicas (especialmente las clínicas pediátricas) también cuentan las células CD4 como el porcentaje de los linfocitos que son células CD4. En una persona sana, entre el 20% y el 40% de las células T son células CD4. La persona con VIH tendrá un porcentaje más bajo de células CD4 en el recuento total de linfocitos T. El recuento de células CD4 puede reportarse como la proporción entre estas células y las células llamadas CD8+, que son otro tipo de células ayudantes

T. Los resultados se presentan como una cifra que indica cuántas células CD4 hay por cada célula CD8. Una persona normal tiene una proporción de 0.9 a 1.9. Una persona con VIH puede tener una proporción tan baja de hasta 0.4.

Cuando su prestador de atención de salud revisa por primera vez su recuento de células CD4 puede estimar qué tan cerca está usted de tener complicaciones, pero no lo sabrá con certeza. No es posible saber en qué momento el recuento caerá hasta el punto en que empiece a tener síntomas. Generalmente, el recuento baja gradualmente desde el momento de la infección. Como promedio, el recuento de células CD4 baja 80 puntos cada año, pero esto varía entre una persona y otra. Algunos mantienen un recuento alto durante años y experimentan una caída repentina, con frecuencia cuando tienen una infección intercurrente. Las infecciones y el estrés pueden causar que su recuento de células CD4 disminuya durante la infección y se recobre cuando la infección se cura. Las células CD4 bajan durante una infección nueva tanto entre personas sanas como entre las que están infectadas con VIH.

La mayoría de la gente infectada no sabe con precisión cuándo contrajo el virus. Un recuento de células CD4 cada tres a seis meses les permitirá saber a usted y a su prestador de atención de salud que ha habido un cambio en el proceso infeccioso antes de que usted sufra nuevos síntomas.

> *Un recuento de células CD4 cada tres a seis meses les permitirá saber a usted y a su prestador de atención de salud que ha habido un cambio en el proceso infeccioso antes de que usted sufra nuevos síntomas.*

Cuando usted regrese para reiterar las pruebas de las células CD4, la clínica probablemente recomendará que se tome la muestra de sangre aproximadamente a la misma hora en cada visita. La razón es que los recuentos de CD4 bajan y suben durante el día tanto en las personas sanas como en las infectadas con VIH. De ser posible, trate de acordar todas las citas para las pruebas de laboratorio aproximadamente a la misma hora.

## LA PRUEBA DE CARGA VIRAL

La segunda prueba, la de carga viral, es una medición imperfecta del número de partículas virales en un mililitro de sangre. El virus del VIH se esconde y se reproduce en sus células inmunológicas y tejidos, aunque también circula en la sangre. Cuanto más fuerte es el virus, más aparece en la sangre. La persona no infectada por el virus no tiene partículas virales en la sangre. Alguien infectado por el VIH puede tener una carga viral de menos de 40 copias/ml o más de 500,000 copias/ml.

Con terapia antirretroviral, el paciente con VIH puede disminuir la carga viral a 10,000 ó 5,000 copias por mililitro, o incluso a un valor tan bajo que no se pueda detectar. Este valor de carga viral se llama "indetectable". Esto engaña a quienes creen que indica que el virus ha desaparecido. El virus realmente está en su cuerpo, pero en una concentración tan baja en la sangre que la prueba no la detecta. También sabemos que el virus tiende a instalarse en las células. Se oculta, pero está presente. Sus escondites favoritos son las células de los ganglios linfáticos, el hígado, el bazo, el cerebro y la médula ósea. Es muy frustrante para los investigadores saber que las células donde el virus se esconde lo protegen de los medicamentos antirretrovirales que podrían destruirlo.

Los resultados de la prueba de carga viral, en combinación con el recuento de CD4 y su historia médica se usan para determinar la fase de la infección con VIH. Si usted tiene una carga viral alta, el virus está en su sangre en una proporción elevada, pero si el recuento de CD4 es elevado, está al comienzo del ciclo de infección. El virus se está reproduciendo pero, hasta ahora, su cuerpo ha sido capaz de reemplazar las células que han sido destruidas.

Hay dos maneras de hacer la prueba de carga viral:

- Una prueba de bADN
- Una prueba de PCR

En Estados unidos, los resultados de estas pruebas se informan en las mismas unidades. El PCR normal tiene un límite mínimo de detección de 400 copias virales por mililitro, mientras que la prueba más reciente es ultrasensible y tiene un límite mínimo de detección de 40 copias por mililitro. Las otras dos pruebas son la de ADN bifurcado (bADN) y la de amplificación de la secuencia del ácido nucleico. Usted debe estar seguro de que su prestador sepa qué pruebas se le han

|  | TEMPRANO | INTERMEDIO | AVANZADO |
|---|---|---|---|
| **Carga Viral** | Alta | Alta | Alta |
| **CD4** | Alto | Medio | Bajo |

hecho, para que pueda hacer comparaciones adecuadas. Las vacunas o las infecciones agudas, como la influenza, pueden cambiar la carga viral. Se le recomienda que espere tres o cuatro semanas después de haber recibido una vacuna o de una infección antes de hacerse una nueva prueba de carga viral.

## OTROS EXÁMENES DE SANGRE

Durante sus primeras visitas, el prestador de atención de salud ordenará otras pruebas. Algunos exámenes de sangre permitirán establecer si usted sufre de infecciones que suelen afectar a pacientes infectados con el virus de VIH. Es importante diagnosticarlas y tratarlas porque avanzan más rápidamente en pacientes con el VIH. Estas infecciones incluyen la sífilis, hepatitis A, hepatitis B, hepatitis C y otras. Si usted ha usado las jeringas de otros, probablemente tiene hepatitis C. Para este diagnóstico debe iniciar un tratamiento aunque no comience el tratamiento para el VIH.

Las hepatitis A, B, y C son tratables. Las hepatitis B y C son enfermedades crónicas y graves que pueden destruir su hígado. Es necesario tener un hígado sano para llevar una vida sana. Las hepatitis B y C en un paciente con VIH crean una situación en la que el tratamiento para la hepatitis influye en la elección de las mejores medicinas antirretrovirales. Es posible que usted no tenga síntomas de hepatitis B o C.

También se le realizarán pruebas para la sífilis y la toxoplasmosis. (La toxoplasmosis puede aparecer en los estados avanzados del SIDA). Los exámenes de sangre también se usarán para investigar y evaluar con el tiempo la función del hígado y de los riñones. Como algunas de las drogas antirretrovirales causan un aumento de los lípidos (las grasas) de la sangre, también se evaluarán el colesterol y los triglicéridos después de un ayuno de 12 horas. También se medirá el nivel de la glucosa en la sangre para descartar la diabetes mellitus.

## TUBERCULOSIS

También se le realizará una prueba, la del DPP (el Derivativo de la Proteína Purificada) para la tuberculosis. Esta enfermedad con frecuencia ataca a los pacientes que se han infectado con el VIH. La tuberculosis puede atacar a cualquier órgano, pero su víctima más común son los pulmones.

Este análisis es sencillo. El enfermero inyectará una pequeña cantidad de DPP en su antebrazo. Dentro de las siguientes 48 a 72 horas, si ha estado expuesto al bacilo tuberculoso y sus células CD4 no están muy bajas, aparecerá una pequeña hinchazón en el sitio de la inyección. Se le pedirá que regrese a la clínica en dos o tres días para que el enfermero pueda verificar el resultado. Si se considera positivo, usted necesitará un examen radiológico del tórax para saber si hay indicios de "enfermedad activa".

El bacilo de la tuberculosis entra a su cuerpo si usted inhala pequeñas partículas que lo contienen. Su cuerpo reacciona rodeando al bacilo en el pulmón con glóbulos blancos y conteniendo la infección. Si esto se realiza con éxito, la infección inicial con el bacilo no deriva en una enfermedad activa. La infección se habrá detenido antes de volverse activa. Quienes han detenido la infección pueden "reactivarla" cuando el sistema inmunológico se debilita, como ocurre en los casos de edad avanzada, cáncer o infección con VIH.

Si la prueba del DPP es positiva pero el examen radiológico es normal, se le pedirá que tome una medicina llamada isonizida (INH) con vitamina B-6 (piridoxina). Debe mantener este tratamiento durante al menos 12 meses, aunque algunos expertos recomiendan que se tome de por vida. Si tiene tuberculosis activa, el tratamiento efectivo requiere que tome una combinación de medicinas durante nueve meses. Estas drogas son complejas y potencialmente interactúan con las medicinas para VIH. Su prestador de atención de salud le indicará la clase y dosis de los medicamentos. Debe recordar siempre que la tuberculosis comúnmente se asocia con el VIH y que se puede tratar con éxito, especialmente si se identifica temprano.

## OTRAS PRUEBAS IMPORTANTES

Se le realizará un examen de los ojos para establecer si sufre una infección que a menudo se asocia con un recuento bajo de CD4, la infección con citomegalovirus (CMV). Para examinar el fondo del ojo, con frecuencia se dilata la pupila. El examen del fondo del ojo permite examinar la parte posterior del ojo, denominada retina, lugar donde se desarrolla el CMV. Las lesiones producidas por CMV se diagnostican visualmente, porque tienen una apariencia característica. Los pacientes con recuentos de menos de 1,200 células CD4 se envían al oftalmólogo, quien, al contrario del médico general, puede examinar todas las áreas de la retina que pueden haber sido infectadas por el CMV.

Se le podrán administrar vacunas para la influenza, Hepatitis A, y Hepatitis B si las pruebas iniciales no muestran evidencia de que usted no ha tenido estas enfermedades y el recuento de células CD4 no es muy bajo. Además, deberá aplicarse las vacunas comunes para difteria y tétanos cada 10 años. También deberá vacunarse contra la neumonía más común, la neumonía producida por neumococos. Esta vacuna, llamada penumovax, lo protegerá de la causa más frecuente de muerte entre los pacientes con SIDA, la neumonía bacteriana. Las vacunas son más efectivas en personas con recuentos altos de células T (más de 500 por microlitro), pero debe realizarse en personas con un recuento bajo de células T (de hasta 200 células por microlitro).

Se le puede pedir una muestra de orina para examinar la presencia de azúcar, proteínas o bacterias, diagnosticar infecciones de los riñones o la vejiga y confirmar que los riñones funcionan bien.

## PARA LAS MUJERES

Las mujeres seropositivas son sometidas a un examen ginecológico, una citología vaginal, y pruebas adicionales para identificar el Virus del Papiloma Humano (VPH), una causa común del cáncer del cuello uterino. Este virus es más común en las mujeres infectadas con VIH.

La prueba para detectar la candidiasis, una afección común en las mujeres infectadas con VIH, es una de las realizadas para detectar infecciones relacionadas con el SIDA.

En esa consulta ginecológica también puede hacerse la prueba de embarazo. Por lo general, se hace a través de la orina, aunque un examen de sangre descubre el embarazo desde el momento de la concepción. La primera visita al médico es una ocasión ideal para discutir métodos anticonceptivos.

## SALUD DENTAL

Si hace tiempo que no va al dentista, se le dará una cita con uno, especialmente si le duelen o le sangran las encías. Con el VIH, su sistema inmunológico se debilita y no puede controlar infecciones de bacterias en la boca, especialmente las que causan placas. Esas bacterias existen normalmente en la boca y la persona con un sistema inmunológico sano las mantiene bajo control. Con el VIH, las bacterias se fortalecen y producen sangre y dolor en las encías; pueden infectar otros tejidos y producir una enfermedad más grave. El dentista también tratará de descartar el sarcoma de Kaposi.

## SU TRABAJADOR SOCIAL

La persona que maneja su caso, a menudo un trabajador o trabajadora social, le ayudará a sobrellevar el estrés provocado por su situación médica, sus relaciones con otros y su situación económica (vea "Estrés" más abajo).

Si usted consume drogas intravenosas o abusa del alcohol, la trabajador social le explicará cuál es el camino hacia el tratamiento adecuado. El hecho de tener una adicción no significa que no pueda recibir tratamiento por la infección con VIH. Sí es posible. Si su tratamiento para la adicción incluye el uso de metadona, debe haber una coordinación con el tratamiento para el VIH, porque la metadona puede interactuar con las medicinas para el VIH. (Los temas sobre adicciones y VIH se examinan en el capítulo 11.)

El trabajador social le ayudará con otros problemas, incluyendo el transporte para sus consultas, sus necesidades económicas y el cuidado de sus niños mientras recibe tratamiento. Sus entrevistas con el trabajador social son la oportunidad para identificar los problemas que hacen su vida más difícil. Utilice esta ayuda tan valiosa. El trabajador social quiere ayudarlo. La vida no es fácil y todos necesitamos ayuda. Un menor nivel de presión reduce la angustia y permite tener un recuento de CD4 más alto y una vida más sana.

Si va a preservar su salud, usted necesita comer bien y tener la nutrición adecuada. El trabajador social verificará si usted dispone de una cocina, utensilios adecuados y alimentos apropiados. Es posible que necesite que un nutricionista le enseñe a preparar las mejores comidas para usted y para su familia.

Es posible que el trabajador social le pregunte si necesita ayuda más especializada para asistir a usted y su familia, a fin de poder entender mejor cómo se siente emocionalmente frente al VIH. No se sienta ofendido. Es muy difícil procesar la idea de que se está infectado. Un profesional de salud mental puede ayudarle a manejar sus emociones y a hacer cambios en su vida para adaptarse a su nueva situación.

La mayoría de los pacientes reciben mucha ayuda de otros pacientes infectados con el VIH. Los grupos de pacientes con VIH pueden vencer su tendencia a aislarse. Le ayudan a entender que no está solo, y que otros comparten sus sentimientos y sus síntomas. Estos grupos son una fuente excelente de información sobre lo que usted puede esperar en el futuro y sobre otras oportunidades de obtener ayuda de la comunidad.

## LOS RESULTADOS DE LAS PRUEBAS

Según la prueba, como hemos dicho antes, puede que los resultados se demoren más de una semana. Cuando llegan a la clínica, el grupo a cargo de su caso, incluyendo al médico, el enfermero, la persona a cargo de su caso y el trabajador social, se reunirá para formular un plan de tratamiento. Cuando usted regrese a la clínica, el enfermero le informará sobre los resultados, las pruebas que tendrán que hacerse y los tratamientos que el grupo ha propuesto.

*Es común estar angustiado y temeroso en este momento. Si está preocupado debe llamar a su prestador de atención de salud o a su trabajadora social. Ellos desean ayudarlo.*

Es común estar angustiado y temeroso en este momento. Si está preocupado debe llamar a su prestador de atención de salud o a su trabajador social. Ellos desean ayudarlo. Antes de terminar su primera visita, pida el número de teléfono al que puede llamar en caso de emergencia. Alguien le escuchará. Si pertenece a una iglesia, este es momento de obtener información y apoyo a través de su sacerdote o pastor.

Es natural sentirse nervioso y asustado después de saber que tiene el VIH. Puede estar demasiado nervioso para hacer preguntas. No tema: las preguntas se le pueden ocurrir después. Llame entonces. La clínica espera que lo haga. Es parte de la comunicación constante con el paciente.

Recuerde que no está solo. Cientos de miles de personas han pasado por las mismas pruebas y esto los ha fortalecido.

Continuemos con su programa: el grupo de profesionales en la clínica ha revisado sus síntomas y los resultados de todas las pruebas de laboratorio, incluyendo la carga viral y el recuento de células CD4. Ahora saben en qué fase se encuentra su infección y qué tan fuerte es su sistema inmunológico.

Si no tiene síntomas, tiene una carga viral baja y un recuento elevado (más de 350) de células CD4, es posible que su prestador de atención de salud le informe que su sistema inmunológico es fuerte y todavía no necesita terapia. Aunque sea positivo para el VIH, mientras no tenga síntomas y requiera tratamiento mínimo, puede concentrarse en mantener todas sus vacunas al día.

> *Recuerde que no está solo. Cientos de miles de personas han pasado por las mismas pruebas y esto los ha fortalecido.*

Si los síntomas y las pruebas demuestran que la infección con VIH está causando daños al sistema inmunológico, su prestador puede sugerir medicinas que prevengan infecciones (resultantes de un sistema inmunológico débil). Si su sistema inmunológico es muy débil, es posible que le informe que tiene SIDA. ¡No se desespere! Puede mejorar con tratamiento y, cuidándose apropiadamente, puede vivir por muchos años más. Buenos años de vida productiva. Ahora tenemos medicinas que retardan la evolución de la enfermedad. Cuando las tome, no tendrá infecciones y hospitalizaciones repetidas. Podrá vivir bien.

## SU PARTICIPACIÓN EN EL PLAN

Cuando su prestador de atención de salud le explique el plan de tratamiento, pregunte cuanto sea necesario sobre cada paso que usted no entienda bien. Si hay algo en el plan que no le parece lo mejor para usted, dígaselo a su prestador, para que pueda hacer cambios. Por ejemplo, su grupo terapéutico puede proponer que usted vaya a la clínica para su recuento de células CD4, un martes cada tres meses. Si usted no puede dejar su trabajo los martes, puede pedir que su cita sea para la clínica que funciona los miércoles por la noche.

Es posible que su grupo terapéutico le sugiera que comience la terapia antirretroviral inmediatamente. Usted se siente bien y quiere esperar unos meses hasta que termine el verano y su niño regrese a la escuela. Le teme a los efectos secundarios de la medicina, y no quiere tenerlos cuando esté trabajando y cuidando a su niño. Haga preguntas sobre esto. No tenga miedo. Es necesario que entienda bien lo que se planea para usted, y también que se trata de SU plan, el cual debe satisfacer SUS necesidades, y no las necesidades de la clínica. Haga que sus planes se adapten a su vida para que usted pueda cumplirlos y recuperar su salud tanto como sea posible. Necesita organizar su tratamiento de manera que pueda ser exitoso.

# 4

# RESPONSABILIDADES

En este libro le proponemos que use su diagnóstico de infección con VIH como una oportunidad de proteger su salud mejor que nunca y obtener la atención médica de excelencia que usted se merece. Esto incluye una serie de nuevas responsabilidades, como por ejemplo, comer bien, descansar, y tomar las medicinas que su prestador le ha recomendado.

Es posible que se sienta abrumado por lo que le ha pasado. Es posible que deba ocuparse de sus padres o hijos, de su trabajo, sus deudas, su compañero o compañera, y hasta de una adicción que intenta derrotar. Estas son pesadas cargas que a menudo requieren la ayuda de otras personas. No piense que el VIH hará desaparecer todo lo que ha logrado hasta ahora. Vea esto como una oportunidad de un nuevo comienzo, que le permitirá enfrentarse y resolver ahora problemas del pasado. Puede que sea difícil pero no imposible; intente ser optimista sobre la vida.

Aunque no lo crea, las nuevas responsabilidades son menos pesadas si usted se quiere y se cuida adecuadamente.

Entendemos que es muy fácil sentirse mal después de ser diagnosticado con el VIH. Usted puede culparse por tener la enfermedad, pero no lo haga. Esto le hará sentirse peor. Una persona deprimida pierde el deseo de cuidarse o de hacerse cargo de estas responsabilidades. Trate de utilizar sus propios sentimientos para ayudarse a sí mismo. Para ello, es posible que necesite ayuda profesional.

> *Entendemos que es muy fácil sentirse mal después de ser diagnosticado con el VIH. Usted puede culparse a sí mismo por tener la enfermedad, pero no lo haga. Esto le hará sentirse peor.*

Si usted no piensa que merezca una buena atención, entonces no la va a buscar. Si se siente avergonzado por haber contraído esta infección—quizá teme que otros lo critiquen por su vida sexual, por ser homosexual o transexual, por ser "mala compañía", o por el uso de alcohol o drogas—sus sentimientos lo pueden llevar a acciones destructivas contra sí mismo o contra otros.

Puede fingir que nada le importa, y que por lo tanto no necesita protegerse ni proteger a otros. Esto NO es cierto. En realidad a usted le importan usted y los otros. Aunque lo niegue, tarde o temprano reconocerá que realmente se interesa por sí mismo, por su familia y amigos, y por su comunidad.

Entienda que los sentimientos negativos pueden acompañar el deseo de abandonar sus responsabilidades. Esto es un factor importante en el aumento de la infección entre los grupos minoritarios en Estados Unidos. Si usted se cuida, estará

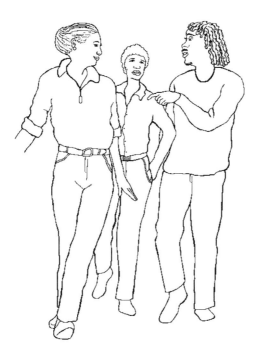

ayudando a su familia, a sus amigos y a nuestras comunidades. Esto significa que estará contribuyendo a combatir la infección entre los hispanos.

Si usted es como la mayoría de los pacientes infectados con el VIH, aprenderá a controlar sus emociones y a adquirir un nuevo ritmo de vida. Reconocerá que todo lo que le proporcionaba placer y energía todavía está a su alcance. No piense que el virus esta deteniendo el progreso de su vida. Si bien es cierto que su vida tiene que cambiar, aún no ha terminado. Hay cosas que le pueden dar placer que no cambiarán, como su trabajo, su hogar y su interacción con su familia y sus amistades.

Trate de encontrar y hacer las cosas que le hacen sentir bien. No estamos hablando de actividades placenteras temporales, como comer helados, ir de compras, o usar alcohol o drogas. Aquí estamos hablando de lo que usted debe hacer para crecer como ser humano (vea los capítulos 12 y 13).

Recuerde que no está solo. En estos momentos en que usted necesita mucho apoyo, ese apoyo puede estar a su alcance. Aquí le proponemos algunas ideas para mantener su estabilidad emocional y para obtener una mejor salud física.

## HACIA UNA SALUD MEJOR

1. *Trate de obtener toda la ayuda que necesite de su familia, de los profesionales, y de los grupos de apoyo.*

Comience por pedir todo el apoyo que pueda necesitar. Puede buscar ayuda en los grupos de apoyo para pacientes con SIDA, en su iglesia, o a los profesionales que tratan adicciones y otros problemas que afectan la salud mental. Mantenga comunicaciones abiertas y positivas con los miembros de su familia y con sus amigos. Trate de aumentar la comunicación con las personas que creen y ven lo mejor en usted.

Siempre es muy difícil decidir a quién le va a informar de su problema. No es raro que la persona más interesada en su problema sea quien puede darle la ayuda que usted necesita. A veces es un profesional de la salud o un paciente con la misma enfermedad que quizás usted conoció en un grupo de apoyo. En primer lugar, haga todas las preguntas que sean necesarias para conocer la capacitación y la historia profesional de quien quiera ayudarlo. Las personas que están bien entrenadas y capacitadas no temen hablar de su educación y experiencia profesional.

Informarle a otra persona de su enfermedad no debe ponerlo en ningún peligro. Si usted cree que es posible que la persona reaccione violentamente, hable primero con su prestador de atención de salud, profesional de salud mental, ministro o sacerdote, o trabajador social para obtener ideas de cómo revelar esta información a dicha persona. Quienes se demoran mucho tiempo en decirles a sus familiares y amigos, descubren que, cuando finalmente lo hacen, reciben principalmente apoyo y cariño. Estas personas con quienes usted ha compartido la información son quienes le pueden ofrecer la mejor ayuda en el futuro.

Es posible que algunos miembros de su familia ya hayan sospechado que usted está infectado con VIH, que es homosexual, o que usa drogas. Sin embargo, puede haberse creado una "conspiración de silencio", de manera que la situación se ha vuelto un secreto familiar. Discutir este tema con su familia puede dar lugar a una comunicación saludable, que permita una nueva relación de confianza mutua. Si ha decidido que usted u otros miembros de la familia no están preparados para este tipo de conversación franca, no crea que esto es definitivo. Con el paso del tiempo, aparecerán nuevas oportunidades para una mejor interacción y comunicación familiar.

*Discutir este tema con su familia puede dar lugar a una comunicación saludable, que permita una nueva relación de confianza mutua.*

Considere participar en un grupo de apoyo, especialmente después de recibir los resultados positivos de sus pruebas de laboratorio. Es posible que piense constantemente que las cosas y la situación no van a cambiar, lo cual aumentará su angustia. Este es el momento en que debe hablar con personas que han pasado por lo mismo.

Estas personas pueden convertirse en sus amigos y le pueden ayudar a adaptarse mejor a esta realidad.

Desde que esta enfermedad comenzó a conocerse, los latinos han tenido la costumbre de mantener en secreto los problemas producidos por la infección con el VIH. De manera que hablando de su enfermedad con otras personas en un grupo de apoyo usted estará ayudándose a sí mismo y a nuestra comunidad a terminar esta tendencia. Estará ayudando a romper esta cadena de silencio y vergüenza. Aunque algunas sesiones pueden ser difíciles, al final usted se sentirá mucho más fuerte.

Si está interesado en obtener ayuda de su iglesia, este es un buen momento para establecer los vínculos necesarios con su congregación y obtener el valor y la fuerza de sus enseñanzas (más información en el capítulo 13).

2. *Las cosas serán más fáciles si usted es honesto consigo mismo.* Evalúese. Sea honesto acerca de sus puntos fuertes y débiles. Evaluarse realmente significa hacerse preguntas como por ejemplo:

- ¿Qué tan organizado soy? ¿Podré cumplir con mis citas médicas?
- ¿Yo planeo mis acciones o hago las cosas impulsivamente?
- ¿Tengo una vida familiar y social, o tiendo a aislarme y permanecer solo?

Una vez que se conozca, es posible que pueda aplicar ese conocimiento para su propio beneficio. Por ejemplo, si usted es desorganizado, puede que no esté preparado para cumplir sus citas y tomar sus medicinas diariamente. Una vez que reconozca el problema, puede buscar una solución.

Esta solución requiere de planes a largo plazo. Desarrolle un sistema que le recuerde sus citas médicas y la agenda de sus medicinas. Consiga un calendario. Quizás un amigo le puede ayudar a obtener uno y explicarle cómo utilizarlo. Llévelo siempre consigo. Cuando haga citas en la clínica, pida que alguien en la oficina lo llame para recordarle el día anterior a la cita.

Puede pedir a las enfermeras que le ayuden a llevar una tabla o anotación de sus medicamentos, incluyendo cómo y cuándo se deben tomar. Téngala en un lugar visible, por ejemplo en la cocina o en su cuarto. Todo esto es parte

> *Desarrolle un sistema que le recuerde sus citas médicas y la agenda de sus medicinas.*

de hacer planes para asegurar su éxito en el tratamiento. (Más sobre las medicinas en el capítulo 6).

Recuerde que las personas que toman todas las dosis de sus medicinas a diario son las que tienen los niveles más altos de células CD4 y la carga viral más baja en la sangre. ¡Usted puede lograr lo mismo si se organiza! Esta organización lo ayudará en lo pequeño y en lo grande. Por ejemplo:

- Si usted necesita transporte público para ir a sus citas y se encuentra escaso de dinero, considere comprar un pase mensual que tiende a ser mucho más económico. Si no tiene dinero para comprarlo, háblele al trabajador social de la clínica para obtener ayuda para pagarlo.
- Si necesitara dejar a sus niños al cuidado de alguien

mientras usted va a su cita, no espere hasta el último momento para buscar esa ayuda. Haga planes con anticipación con familiares, amigos u otras personas que pueden ayudarle.

- Si estos planes no son posibles, hable con el trabajador social para buscar otra clase de ayuda.
- Revise su horario de trabajo para los próximos meses. ¿Necesita tomarse tiempo libre para ir a la clínica o para otras citas? Pida con anticipación días de enfermedad, vacaciones o días personales para no tener problemas a último momento.
- Consiga condones de látex y téngalos en su billetera o bajo el colchón. Esto es todavía más importante si usted no tiende a planificar sus actividades sexuales. Compre los condones u obténgalos gratuitamente en la clínica.
- Haga planes para alimentarse bien. Compre sus alimentos una vez a la semana. Puede obtener ayuda económica hablando con su trabajador social acerca de sus necesidades. (Más información acerca de la buena alimentación en el capítulo 12).

Eliminar el estrés debe ser otra de sus metas. Aprenda a eliminar de su vida aquellos aspectos que le producen mayor tensión. Planifique estrategias que le ayuden a vivir con el dinero que usted tiene, planeando sus gastos y pagando sus deudas. Esto quizás requiera que elimine el uso de tarjetas de crédito, o mudarse a una vivienda menos costosa. El control de estos problemas le permitirá controlar la angustia y el estrés que le pueden causar.

Es posible que limitando el estrés y la angustia usted pueda mantener su sistema inmunológico fuerte. Para mantener el estrés controlado, considere una rutina de ejercicios, como caminar media hora diariamente, o hacer tiempo para rezar o meditar. Algunas personas se pueden beneficiar participando en programas que aumentan la vida espiritual. (El capítulo 13 habla más sobre estos temas).

3. *Mantenga una relación profesional con su prestador de atención primaria.*

Su relación con el prestador es vital para su salud, ya que se verán con frecuencia y éste llegará a conocerlo bien.

Si usted no ha establecido una relación estrecha y personal con el prestador de atención primaria, discutir sus problemas de salud le puede parecer una situación extraña. Esta persona sabrá cosas que usted nunca ha dicho a nadie. Ayúdese contestando honestamente cada pregunta sobre su historia física y emocional. Por ejemplo, el prestador de atención primaria necesita saber si usted ha usado drogas adictivas. No se preocupe. El prestador tiene la obligación de mantener toda la información en estricta confidencialidad.

Entienda que los profesionales de la salud que se dedican especialmente al cuidado de pacientes infectados con el VIH son sumamente comprensivos y compasivos. Usted tiene derecho

> *Ayúdese contestando honestamente cada pregunta sobre su historia física y emocional.*

a sentir que el prestador de atención de salud lo comprende como individuo y como paciente. El beneficio de tener un prestador con estas cualidades vale el esfuerzo que usted va a poner en buscarlo.

Si usted llega a la conclusión de que debe cambiar de prestador, puede hacerlo. Pero sea honesto con el prestador actual, aún si tiene que decirle que el problema está en la comunicación entre ustedes. No se sienta mal, ya que esto ocurre a menudo. Lo importante es que usted se sienta a gusto.

4. *La protección durante el acto sexual representa su contribución a la prevención de esta enfermedad.*

Debe prometerse, por el bien de nuestra comunidad y de usted mismo, que sólo tendrá relaciones sexuales con protección. Si no se cuida, va a contagiar a otros y a continuar la propagación de esta epidemia. Asegúrese de tener condones consigo si cree que existe la posibilidad de tener relaciones sexuales. La culpa y la angustia que va a sentir si contagia a otros debe ser una motivación más para cuidarse.

> *Debe prometerse, por el bien de nuestra comunidad y de usted mismo, que sólo tendrá relaciones sexuales con protección. Si no se cuida, va a contagiar a otros y a continuar la propagación de esta epidemia.*

Las relaciones sexuales sin condones también le pueden perjudicar a usted. Puede infectarse con una nueva cepa del virus que requiera un tratamiento más complicado. Y ya tiene suficientes problemas con esta infección, no busque más.

5. *Notifique a las personas que han sido expuestas.*

Poco después de saber los resultados de sus pruebas de laboratorio, es posible que algunos profesionales en la clínica a cargo de su cuidado quieran establecer la fecha de su infección y saber con quiénes ha tenido usted relaciones sexuales o ha compartido jeringas desde entonces. Estas personas deben saber que pueden haber sido infectadas y necesitan hacerse la prueba del VIH. Usted debe divulgar el nombre de estas personas, y el personal de la clínica puede contactarlas sin darles su nombre.

Asegurarse de que las personas que usted puede haber contagiado lo sepan es una de las medidas más importantes que puede tomar para ayudar a evitar que la epidemia se propague entre sus amigos y nuestra comunidad. Notificar a otras personas que pueden haber sido infectadas ha ayudado a muchos a saber que tienen el VIH. Estas personas pueden entonces tomar medidas para buscar tratamiento y beneficiase con un tratamiento temprano. Hay mujeres que han podido empezar el tratamiento a tiempo de evitar la transmisión durante el embarazo. El resultado es que tanto las madres como sus niños tienen la oportunidad de vivir una vida mejor simplemente porque pudieron empezar tratamientos a tiempo.

> *Asegurarse de que las personas que usted puede haber contagiado lo sepan es una de las medidas más importantes que puede tomar para ayudar a evitar que la epidemia se propague entre sus amigos y nuestra comunidad.*

Informar a las personas que puede haber infectado es a menudo un proceso muy difícil. Es posible que se sienta avergonzado, culpable y molesto con la situación. También puede suponer que la otra persona puede enojarse y causarle angustia a usted. Pero recuerde que no puede retroceder el tiempo y cambiar el pasado. Nadie puede. Haber infectado a otros puede convertirse en uno de los más grandes remordimientos de su vida. Arrepentirse es parte de la vida. Usar este arrepentimiento y tomar una acción positiva es también parte de la existencia . . . una parte constructiva.

La mejor manera de manejar estos remordimientos es aceptar los hechos que han pasado y convertir la culpa en una acción positiva. Es mejor para todas las personas involucradas si usted toma las medidas necesarias para mejorar la situación. Si la otra persona sabe que puede tener esta infección, puede recibir el tratamiento y el apoyo que merece. Permita que las personas que pueden haber sido infectadas lo sepan de inmediato para que reciban el tratamiento y el apoyo que merecen. Darle al personal médico los nombres de estas personas es otra manera de combatir la epidemia que amenaza a tantos en nuestra comunidad.

> *Permita que las personas que pueden haber sido infectadas lo sepan de inmediato para que reciban el tratamiento y el apoyo que merecen.*

6. *Usted no necesita dinero para recibir tratamiento.*

Ninguna persona con esta enfermedad debe estar sin tratamiento debido a la falta de dinero. Todo lo que debe hacer es actuar. Si no tiene seguro ni protección médica o si su seguro no cubre todos los tratamientos, de todos modos puede recibir la atención médica que necesita. En Estados Unidos existe una ley federal denominada Ley de Ryan White *(Ryan White Act)*—en honor al niño que murió víctima del SIDA—que brinda tratamiento gratuito a toda persona infectada con el virus que no pueda pagar por su tratamiento.

Este programa incluye dinero para medicamentos y gastos de mantenimiento. En Estados Unidos hay varios programas federales y grupos de ayuda para pacientes con SIDA que ofrecen oportunidades de obtener tratamiento adecuado. Las clínicas del VIH/SIDA usualmente cuentan con toda la información que usted necesita para solicitar estos programas.

*7. Obtenga tratamiento para la adicción.*

Si usted usa drogas intravenosas o de otro tipo (drogas ilícitas o inyecciones de hormona) o si consume alcohol en exceso, se puede beneficiar con un programa de desintoxicación y tratamiento prolongado. Las adicciones son uno de los problemas más severos que confrontamos hoy en día. El uso de drogas puede acelerar la destrucción de sus defensas inmunológicas y acelerar también el avance de la enfermedad. La drogadicción tiene repercusiones emocionales y económicas enormes que pueden desviar su atención del tratamiento adecuado.

*En Estados Unidos existe una ley federal denominada Ley de Ryan White (Ryan White Act)—en honor al niño que murió víctima del SIDA—que brinda tratamiento gratuito a toda persona infectada con el virus que no pueda pagar por su tratamiento. Este programa incluye dinero para medicamentos y gastos de mantenimiento.*

El profesional encargado de su caso o el trabajador social le pueden ayudar a buscar el tratamiento que necesita para combatir esta adicción. Recuerde que combatir la adicción es muy difícil y requiere que mantenga este esfuerzo constantemente. Pero si se libera de la adicción, tendrá una vida mejor y más productiva. Con las medicinas para el VIH que tenemos hoy en día, usted puede vivir feliz y productivamente por muchos años. No vale la pena sacrificar su vida por una adicción. (Vea el capítulo 11 para más información sobre el VIH y el abuso de drogas).

## 5

# VIH-EVOLUCIÓN Y TRATAMIENTO

El primer reto para su prestador de atención de salud es establecer en qué fase de la infección usted se encuentra. La infección avanza desde el momento en que usted es contagiado, y entra en período latente que puede durar incluso una década hasta que se desarrolla el SIDA, enfermedad producida por el VIH.

Determinar en qué fase está su infección ayudará a que usted y su prestador sepan qué daño ha sufrido su sistema inmunológico, aunque todavía no tenga síntomas. El prestador podrá diseñar su tratamiento y calcular cuándo puede entrar en una nueva etapa. Está claro que nadie sabe cuándo usted va a tener una infección o cuándo necesitará ir al hospital. Pero si conocemos su historial de infecciones, su carga viral y su recuento de células CD4, su prestador de atención de salud podrá predecir mejor el progreso de su enfermedad.

*Aunque su recuento de células CD4 sea muy bajo, por ejemplo 50, no es demasiado tarde para comenzar el tratamiento. La mayoría de los pacientes responde muy bien aun cuando el conteo de células CD4 en la sangre sea muy bajo o no pueda detectarse (estado avanzado de la enfermedad).*

Aunque su recuento de células CD4 sea muy bajo, por ejemplo 50, no es demasiado tarde para comenzar el tratamiento. La mayoría de los pacientes responde muy bien aún cuando el recuento de células CD4 en la sangre sea muy bajo o no pueda detectarse (estado avanzado de la enfermedad).

Si su sistema inmunológico es fuerte, puede que no se le administre un tratamiento en este momento. La razón para esperar (a no ser que usted se haya infectado recientemente) es que las medicinas son fuertes y a veces crean nuevos problemas. Si las comienza, debe seguir tomándolas durante muchos años y hasta quizás por el resto de su vida (vea Terapia Estructurada Interrumpida—TEI). La mayoría de los expertos están de acuerdo en empezar con las medicinas antirretrovirales si el recuento de CD4 es de 350 o menos en dos pruebas. Con el paso del tiempo, su cuerpo puede crear resistencia a las medicinas para el VIH. Si tiene síntomas, recibirá tratamiento para sus problemas específicos (vea más sobre las medicinas antirretrovirales en el capítulo 6).

Su conocimiento de las fases de la infección con el VIH facilitará la conversación con su prestador con respecto a qué puede esperar del futuro, lo que le permitirá hacer planes y retomar el control de su vida.

## ENFERMEDAD TEMPRANA DEL VIH

Hemos hablado del Síndrome primario del VIH. Alrededor de un mes después de la infección, el virus se instalará en su cuerpo durante un largo período. Se mueve silenciosamente en sus células y en su sangre, y se queda allí dando pocas muestras de su presencia, aunque se puede detectar en los exámenes de laboratorio. Ya hemos dicho que aunque puede estar libre de las manifestaciones físicas de la enfermedad, usted tiene la infección y puede contagiar a otros.

Esta fase puede durar entre tres y catorce años, según las características del virus, su respuesta inmunológica al virus y cuánto se cuide. Siga las recomendaciones de "Hacia una salud mejor" en el capítulo 4. Cuídese haciendo una dieta balanceada, haciendo ejercicio, descansando y evitando hábitos estresantes que puedan debilitar su sistema inmunológico.

Recuerde que aunque usted no tenga síntomas, el virus está atacando y destruyendo células mientras su cuerpo las reemplaza. Esta batalla consume una cantidad enorme de energía. Esta es una razón para desarrollar ahora hábitos que beneficien su salud y le den la energía adicional que necesita para combatir mejor el virus.

Un buen estado de salud física debe acompañarse de buena salud mental. Su trabajador social le ayudará a establecer un programa que tenga en consideración el tratamiento para los trastornos emocionales frecuentemente asociados con el VIH. Además debe aprender a disfrutar su vida y a relajarse. Si se siente bien y optimista, estará ayudando a su sistema inmunológico. La mayoría de la gente que comienza y continúa un programa que incluye buenos servicios médicos y un sistema de apoyo adecuado lleva una vida satisfactoria y productiva. Usted puede ser uno de ellos.

Asegúrese de que las cosas que siempre ha disfrutado sean todavía parte de su vida diaria. Busque nuevas actividades que aumenten su satisfacción e incorpórelas a su rutina. Estas actividades pueden ser:

- Profundizar su vida espiritual
- Caminar al aire libre
- Compartir comidas con familiares y amigos
- Ir a reuniones sociales, a fiestas y al cine

> *La mayoría de la gente que comienza y continúa un programa que incluye buenos servicios médicos y un sistema de apoyo adecuado lleva una vida satisfactoria y productiva. Usted puede ser uno de ellos.*

Todo lo anterior puede se parte del proceso de mejoría. Cuando usted se siente bien, protegido y apreciado, su sistema inmunológico es más fuerte. (Más información en el capítulo 12).

Si usted consume alcohol u otras drogas, no come bien, no duerme y está deprimido, la enfermedad avanzará más rápidamente. El uso de cocaína y anfetaminas conlleva un estilo de vida que favorece la caída del recuento de CD4.

Si se cuida, su enfermedad progresará más lentamente. Esto quiere decir que mantendrá un adecuado nivel de CD4, una carga viral baja (menos de 10,000) y que por ahora no tendrá síntomas graves de la enfermedad. Si una persona tiene recuentos de CD4 superiores a 350 y no está al comienzo de la infección, como hemos dicho antes, es posible que no se le administren medicinas. Debe recordar que todavía puede infectar a otros.

Los cambios avanzan gradualmente, pero algunas veces el el recuento de CD4 puede descender en forma repentina y entonces el virus se multiplica rápidamente. Esto puede suceder si usted está bajo un elevado nivel de estrés, se le aplica una vacuna o tiene una infección grave. También puede suceder sin una causa obvia.

Su prestador de atención de salud trata de mantener su nivel inmunológico tan alto como sea posible y anticipar el desarrollo de infecciones. Por esto usted debe hablar con él tan pronto como crea que tiene una nueva infección. El prestador de atención de salud necesita saber todo lo posible sobre usted y sobre su infección. Este profesional utiliza los síntomas y signos de una nueva infección para evaluar el progreso de ésta y para analizar todo descenso de la capacidad inmunológica con exámenes de CD4 y de carga viral.

Estas consideraciones demuestran que es muy importante que usted vaya a todas las citas. Los resultados de las pruebas de laboratorio serán los primeros indicadores, antes de que aparezcan los síntomas, de que el virus está empezando a multiplicarse al no haber control del sistema inmunológico. Cuanto antes se sepa esto, más pronto puede empezar a tomar las medicinas que limitan el crecimiento viral y la destrucción del sistema inmunológico a fin de poder mejorar.

Si comienza a experimentar síntomas de la infección con el VIH y los pasa por alto, le estará dando a la enfermedad una oportunidad de dañar aún más su sistema inmunológico, lo que significa que estará más cerca del SIDA. El tratamiento puede reducir el desarrollo viral y disminuir marcadamente la destrucción de su capacidad inmunológica. ¡Usted vale la pena el esfuerzo!

## LA ENFERMEDAD DEL VIH

Puede llegar el momento en que usted o su prestador adviertan que las cosas no marchan bien. Puede que usted empiece a sentirse más cansado, a sufrir resfriados más prolongados, o a experimentar infecciones en la piel o en otras partes del cuerpo. Cuando se realice el control, es posible que el prestador le informe que su recuento de CD4 ha disminuido, que su carga viral ha aumentado y que su enfermedad ha avanzado.

Es posible que no sienta nada diferente cuando la infección entre en una fase más avanzada, pero cuando sus células CD4 lleguen a 350 o menos, se considerará la posibilidad de recetarle medicinas antirretrovirales. Si usted está listo y su prestador lo ordena, se le administrarán diversas medicinas. Después continuará tomándolas a diario, y quizás por el resto de su vida. Esto no es fácil, pero no se desanime. Las medicinas disponibles en la actualidad no existían hace 10 años. Los pacientes de entonces sucumbían a la enfermedad poco tiempo después de desarrollar los síntomas. Hoy en día, con la ayuda de las medicinas nuevas, personas diagnosticadas con SIDA siguen viviendo durante un largo tiempo. Nadie sabe cuáles serán los resultados de las futuras investigaciones, pero confiamos en que deparen más buenas noticias.

A continuación se explica lo que se puede esperar que suceda en la Fase II (Enfermedad del VIH) en los diferentes niveles de CD4:

- Si su recuento de CD4 está por encima de 500 y su carga viral se encuentra entre 10,000 y 20,000 copias, usted probablemente tendrá muy pocos síntomas de la infección del VIH, si es que tiene alguno. Su prestador de atención de salud probablemente le pida que se concentre en mantener un buen estado de salud sin necesidad de tomar medicinas antirretrovirales.

- Si su recuento está entre 350 y 500 y su carga viral ha aumentado considerablemente, se le puede ofrecer la opción de las medicinas antirretrovirales. Usted y su prestador deberán tomar esta decisión, la cual depende de muchos factores, incluyendo sus síntomas. Si no experimenta síntomas graves del VIH, tiene la posibilidad de esperar.

- Otra razón para esperar es que su prestador quiera asegurarse de que una vez que usted comience, pueda tomar las medicinas adecuadamente. Si su situación es difícil hasta el punto de no poder garantizar que va a tomar las medicinas, puede esperar hasta que la situación cambie. Esta es la ocasión de pensar cuidadosamente sobre los aspectos de su vida que ayudan y los que no. Busque asistencia para llegar a la mejor decisión posible (más sobre las medicinas antirretrovirales en el capítulo 6.)

- La carga viral es una consideración importante. Si es de más de 50,000, puede pensar en tomar las medicinas antirretrovirales. Si es de más de 10,000, es posible que su prestador de atención primaria quiera realizar un cuidadoso control de carga viral durante varios meses. Si la carga viral permanece elevada, puede proponer terapia antirretroviral (ARV). Aparentemente, la carga viral no predice la evolución de la enfermedad con la misma eficacia que el recuento de CD4. Algunos expertos se basan más en el recuento de CD4 a fin de tomar una decisión sobre la terapia.

- Si se ha confirmado que su recuento de CD4 está entre 350 y 500 y su carga viral es de más de 20,000, puede empezar a tener problemas con enfermedades de la piel, como soriasis y herpes. Puede volverse más vulnerable a padecer moniliasis en la boca, infecciones vaginales sinusitis o infecciones pulmonares. Debe tomar precauciones para evitar resfriados, influenza y tuberculosis, como lavarse las manos frecuentemente y evitar contacto cercano con personas enfermas. Su proveedor le dará antibióticos y otras medicinas para prevenir o curar las infecciones.

- Si se ha confirmado que su recuento de CD4 ha disminuido a menos de 350, aún si no tiene síntomas e independientemente de su nivel de carga viral, debe tomar medicina antirretroviral. La razón es que aunque usted no se sienta mal, la experiencia muestra que las medicinas antirretrovirales disminuyen la caída de las células CD4 y prolongan el período evolutivo de las infecciones.

## EL SIDA

Si se ha confirmado que su recuento de CD4 es 200 o más bajo, o si ha contraído una infección oportunista o sarcoma de Kaposi, se considera que usted tiene el SIDA. Es casi seguro que su prestador ordene la administración de medicinas antirretrovirales del tipo que describiremos más abajo. Estas medicinas ayudarán a fortalecer su sistema inmunológico, a menudo hasta que su recuento de CD4 aumente a 130 unidades. De esta manera, si su recuento de CD4 es 150, es de esperar que aumente a 280 con la medicina.

En esta fase, tiene el riesgo más alto de contraer las llamadas enfermedades oportunistas, como neumonía de pneumocystis carinii (PPC, por sus siglas en inglés) y toxoplasmosis, una infección del cerebro que afecta a personas con un sistema inmunológico débil. Recibirá antibióticos (sulfometoxazoltrimetoprim) para prevenir la PCP y toxoplasmosis. También necesitará otras medicinas.

Su prestador de atención primaria le pedirá que esté alerta a síntomas como falta de aire, tos, fiebre por más de tres días, o una nueva erupción. Estas manifestaciones pueden indicar que tiene una nueva infección (vea más sobre las enfermedades oportunistas en el capítulo 7).

Un beneficio secundario de los antirretrovirales es que si el conteo de CD4 sube a más de 200, es posible que deje de tomar los antibióticos y las otras medicinas para la PCP y otras infecciones. Su propio sistema inmunológico, con un recuento de CD4 superior a 200, podrá defenderlo de estas enfermedades.

Cuando comienza las medicinas antirretrovirales, su sistema inmunológico se fortalece y es capaz de pelear contra las enfermedades oportunistas, que se llaman de esta manera porque aprovechan la oportunidad de que su sistema inmunológico está debilitado para atacarlo. Como resultado, sus síntomas pueden empeorar. Cuando su sistema es capaz de atacar las infecciones, los glóbulos blancos migran a áreas en peligro donde antes no existían, y esto puede aumentar los síntomas, no se asuste.

Si su recuento baja a menos de 100 (entre 50 y 100), usted correrá el riesgo de desarrollar una infección causada por un organismo conocido como Mycobacterium avium, una bacteria atípica que se encuentra en el suelo. Es posible que se le prescriba una medicina para prevenir esta infección. También puede sufrir infecciones causadas por el citomegalovirus o CMV, del que ya hemos hablado.

Si su recuento de CD4 baja a menos de 50, su sistema inmunológico tiene un poder reducido. El objetivo de su terapia será prevenir infecciones. Esto se logra tomando:

- Sulfametoxazol-trimetoprim para PCP, una neumonía causada por bacterias y prevención de toxoplasmosis.
- Azitromicina para prevención del Mycobacterium avium. Sin tratamiento, usted puede sufrir de diarrea crónica, lo que puede derivar en caquexia.

Una reserva inmunológica baja lo hará sentir débil por un tiempo.

Incluso en esta fase avanzada de la enfermedad, la experiencia ha demostrado que usted se puede beneficiar con la terapia antirretroviral. No es demasiado tarde, sólo es más urgente que usted sea tratado lo antes posible y comience a buscar soluciones para los problemas que hemos descrito. Hay pacientes que comenzaron el tratamiento con un recuento bajo de CD4, incluso de cero. Tomaron las medicinas antirretrovirales y mostraron una recuperación impresionante de su energía y de su función inmunológica. Muchos continúan manteniendo una buena calidad de vida.

# 6

# MEDICAMENTOS ANTIRRETROVIRALES

Dado que tomar los medicamentos antirretrovirales es un factor fundamental cuando se padece VIH, es necesario que comprenda la naturaleza de estas medicinas, la forma en que funcionan y cómo obtenerlas. En este capítulo también aprenderá sobre las personas que lucharon para que estos medicamentos fueran accesibles para todos.

Los medicamentos antirretrovirales (ARVs, por sus siglas en inglés) son medicinas que combaten el VIH. Han sido utilizadas desde finales de la década de los 80, aunque un grupo nuevo y muy efectivo de estas medicinas fue descubierto a mediados de la década pasada. Estos medicamentos cambiaron la perspectiva de vida de las personas infectadas con el VIH, transformando esta enfermedad, que antes mataba a casi todos los infectados, en una dolencia con la que la gente puede vivir por años. Aunque le parezca increíble, tiene suerte de padecer el VIH en esta época, ahora que se encuentra disponible una terapia tan efectiva.

Aproveche la suerte que le tocó. Sométase a la terapia oportunamente para que pueda disfrutar los beneficios del tratamiento.

Por lo general, su prestador de atención de salud le ofrecerá medicamentos antirretrovirales cuando su recuento de células CD4 sea de 350 o menor, o en caso de que su carga viral se eleve a 55,000 o más si usted es asintomático (tratándose de pacientes sintomáticos, una carga viral menor puede justificar el inicio de la terapia). También le serán recetados medicamentos antirretrovirales si usted muestra propensión a contraer infecciones oportunistas, aun cuando su conteo de células CD4 se encuentre dentro de límites seguros. Las mujeres embarazadas pueden también tomar estos medicamentos, incluso durante la gestación. (Para mayor información sobre el embarazo y el VIH, consulte el capítulo 9).

La ingestión de tres o más medicamentos antirretrovirales al mismo tiempo (conocida como "cóctel") es la manera más efectiva de debilitar al virus. No crea que puede tomar solamente uno de los medicamentos y pasar por alto los otros. Si lo hace, el virus desarrollará una resistencia contra uno o más de los medicamentos, y su enfermedad se agudizará. (Consulte las páginas 105–106 para conocer más sobre la resistencia a los medicamentos).

Los prestadores de atención de salud y los pacientes han podido constatar los resultados sorprendentes que brinda esta terapia. Los cócteles de medicamentos mejoran (aumentan) realmente el recuento de células CD4 y (disminuyen) las mediciones de carga viral del paciente, hasta un punto tal en el que éstos se sienten notablemente mejor, incluso saludables.

Son comunes los casos de gente que por su enfermedad antes no podía trabajar, hacer mandados o ejercitarse, y que después de tomar los medicamentos recobran sus capacidades. Ante ellos se abre un futuro más promisorio, y el suyo también puede serlo.

## LA LUCHA POR UNA ATENCIÓN MÉDICA DE CALIDAD

Los medicamentos en cuestión, así como los sorprendentes casos de recuperación, son posibles en buena medida gracias a las personas con VIH en Estados Unidos que exigieron con gran empeño un mejor tratamiento. A la lucha de la gente con VIH se sumaron por igual familiares, amigos y meros simpatizantes, muchos de los cuales perdieron en el camino a seres queridos. Algunas personas pelearon por la causa apelando simplemente a un sentido de justicia. Hablamos de una poderosa coalición, integrada por personas enfermas y sanas, heterosexuales y homosexuales, que demostró que es factible encarar los problemas de salud anteponiendo los derechos civiles. Los beneficios de dicha batalla fueron, sin lugar a dudas, bastante considerables. Hoy en día, todos los residentes en Estados Unidos con VIH pueden disfrutarlos.

Así es como funcionó: los grupos involucrados con la causa del VIH/SIDA en este país se presentaron ante el Congreso y enviaron cartas al Presidente. Hicieron manifestaciones en conferencias científicas e invirtieron mucho tiempo buscando convencer a aquellos que controlan los recursos destinados a la investigación en nuestro país para que asignaran partidas mayores a la investigación del VIH. Sus esfuerzos finalmente dieron sus frutos, cuando finalmente se otorgó más financiamiento para los programas de investigación, tratamiento y prevención del VIH.

La historia deja en claro que la lucha por una mejor atención médica constituye la versión moderna del movimiento a favor de los derechos civiles. Nada es más importante para nuestras comunidades que el que actuemos para obtener servicios médicos de calidad. Actuar significa comenzar por aprender qué es lo que favorece y perjudica a nuestra salud, y cómo podemos acceder al mejor tratamiento disponible. Se traduce, asimismo, en mirarnos a nosotros mismos y preguntarnos por qué como latinos, a nivel individual y colectivo, no aprovechamos las buenas alternativas de atención médica que se encuentran a nuestro alcance. ¿Qué nos pasa por la cabeza cuando preferimos soportar síntomas extremos antes de acudir a la clínica o sala de emergencia? ¿Por qué si hay tratamientos contra tantas enfermedades (incluyendo el VIH) nuestra actitud, como grupo, es someternos tarde al tratamiento y por lo tanto presentar tasas más altas de agonía y mortalidad? ¿Y por qué hemos tardado tanto en aprender, como individuos y como comunidad, las dietas y conductas que nos fortalecen y nos brindan salud, al igual que aquellas que nos enferman y debilitan?

En la actualidad, la comunidad latina se está movilizando para responder a las necesidades que le plantea el VIH. Un ejemplo a seguir es el de personalidades afroamericanas como el Dr. Benny Primm, el Dr. David Satcher, la Dra. Helen Gayle, la Sra. Fredette West, el Sr. Phil Wilson y el Sr. Cornelius Baker, que se han unido a instituciones y organizaciones que incluyen el Bloque de Congresistas Negros (CBC, por sus siglas en inglés), el Departamento de Salud y Servicios Humanos (DHHS, por sus siglas en inglés), la Iglesia Negra, la organización *Balm in Gilead*, la Comisión de Liderazgo

Negro para el SIDA, el Instituto Afroamericano de Políticas y Capacitación sobre el SIDA y otras más, a fin de gestar la Iniciativa contra el SIDA a favor de las minorías.

Tal iniciativa permitió crear una línea de financiamiento federal para apoyar programas de investigación y educativos, enfocados en las necesidades de la comunidad afroamericana infectada con VIH. Actualmente, cientos de millones de dólares se destinan a las comunidades de minorías. El dinero sirve para apoyar la expansión de los programas de prevención y tratamiento relacionados con el VIH.

Sin embargo, no todas son buenas noticias. El dinero ha resultado insuficiente y debe renovarse todos los años mediante un nuevo presupuesto. Así que la lucha continúa. Haciendo oír su voz contra la injusticia (a veces llamada "la brecha de la muerte") de que la gente de color reciba atención médica de menor calidad que la gente blanca, usted puede sumarse a la batalla por mejorar la salud de nuestra comunidad.

Las injusticias existen, de eso no hay duda. Aunque en nuestras manos está la posibilidad de limitarlas o erradicarlas, y para lograrlo debemos informarnos y educarnos acerca de los asuntos y temas pertinentes. Así comenzaremos a luchar. Todo comienza con su decisión. Al acudir periódicamente a su prestador de servicios de salud, al tomar sus medicamentos, al alimentarse bien y ejercitarse, usted está afirmando: Soy responsable de mi propia salud, valoro mi vida y valoro la vida de la comunidad. (Para saber más acerca de la Iniciativa contra el SIDA a favor de las minorías y de otros recursos a su disposición, consulte la sección de recursos que aparece al final de este libro).

## CÓMO COSTEAR SUS MEDICAMENTOS

En Estados Unidos, todas las personas tienen derecho a recibir tratamiento con medicamentos antirretrovirales cuando su estado de salud así lo amerite. Si sus recursos son limitados, el gobierno federal pagará su tratamiento y medicamentos de conformidad con la Ley de ATENCIÓN MEDICA Ryan White. Este programa instauró el servicio de tratamiento gratuito en todos los estados, así como en las 52 ciudades más afectadas por el VIH. Póngase en contacto con las oficinas del Departamento de Salud de su estado. En caso de que usted requiera asistencia para pagar sus medicamentos, indíqueselo a su prestador de atención médica primaria o al trabajador social, quien puede ayudarle con su inscripción a un programa. (Para mayor información sobre cómo encontrar asistencia para pagar los medicamentos contra el VIH, consulte la sección de Recursos que aparece al final de este libro).

## LOS MEDICAMENTOS FUNCIONAN PARA TODOS

Si usted ha escuchado que los medicamentos contra el SIDA sólo son eficaces para la gente blanca, no crea esta mentira. Al igual que la aspirina o el jarabe para la tos, estos medicamentos funcionan en todas las personas. Si bien es cierto que el nivel de eficacia de un medicamento puede verse condicionado por la composición genética de cada persona, la raza o el origen no juegan un papel importante por lo que toca a la efectividad de los antirretrovirales. Ello ha quedado demostrado a través ensayos clínicos que incluyen a latinos de diferentes razas. Miles de personas de todos los orígenes toman actualmente los medicamentos y se encuentran bien gracias a ellos. Así que no se deje llevar por los rumores callejeros. Algunos hispanos todavía se resisten a tomar los medicamentos y participar de los beneficios que ofrecen las mejores terapias disponibles. Ha llegado el momento de hacer extensivos los beneficios a todas las personas.

La evolución del VIH al SIDA es más lenta, y las infecciones oportunistas mucho más raras y menos graves en la gente que toma estos medicamentos. La mayoría han recuperado fuerzas y mantienen su esperanza de cara al futuro. Ellos realmente su vida a pesar del VIH. "Estamos solicitando nuevamente préstamos e hipotecas a largo plazo", me comentó recientemente una persona que padece la enfermedad, refiriéndose a ella y sus amigos.

Claro, los medicamentos traen otros problemas: pueden producir efectos secundarios severos, además de que resulta complicado tomar tantas píldoras todos los días. Sin embargo, generan mejoría en casi todo el mundo. Prolongan la vida de quienes los toman correctamente y saben cuidarse. Por ahora, estamos trabajando para minimizar los efectos secundarios y simplificar las dosis.

## DROGAS EXPERIMENTALES

Nuevos medicamentos contra el VIH están siendo constantemente estudiados y probados en pacientes mediante ensayos clínicos. Si a usted le interesa participar en tales estudios, infórmese sobre el medicamento en cuestión a través del grupo de apoyo a personas con SIDA o de la clínica para tratamiento de VIH de su localidad. (Para obtener mayor información, en la sección de Recursos al final del presente libro, consulte el apartado de Grupos de ensayos clínicos sobre el SIDA (ACTG, por sus siglas en inglés).

Nadie está obligado a participar en estos estudios sobre medicamentos nuevos. De hecho, el prestador de servicios de salud debe solicitar SU autorización para poder suministrarle un medicamento experimental o inscribirlo en un ensayo clínico de un medicamento. Los medicamentos experimentales recomiendan cuando el paciente no ha respondido o ha dejado de responder a los medicamentos ya disponibles. La mayoría de los latinos no se han sometido de manera continua a una terapia y, en consecuencia, sus organismos no han aprovechado al máximo el potencial de los medicamentos para combatir el VIH. Así es que, para la mayoría de nosotros, los medicamentos probados y comprobados, aquellos cuya efectividad y seguridad está garantizada, resultan eficaces.

El temor entre los hispanos de someterse a experimentación es real. Si su prestador de atención de salud le ha recomendado que tome medicamentos experimentales y usted siente desconfianza, hágale saber que tiene miedo de sufrir abusos o de ser objeto de experimentos. Asegúrese de que el prestador sepa como se siente, y de que le explique por qué le conviene tomar tal o cual medicamento. El prestador puede formar parte de un equipo que esté investigando un nuevo medicamento. Pregúntele sobre ello. Incluso en tal caso, el medicamento quizás sea el más indicado para usted. Independientemente de que el prestador le convenza o no sobre la conveniencia del medicamento en su caso, usted comprenderá mejor sus opciones de tratamiento.

Es importante que se tome el tiempo suficiente para formular preguntas, hasta que sepa todo lo que necesite saber. Quizás usted desee formular preguntas como éstas:

- ¿Durante cuánto tiempo se han usado los medicamentos y cuáles son sus efectos secundarios (a corto y largo plazo)?
- ¿Por qué eligió el prestador de atención de salud esa combinación en particular ?
- ¿Qué beneficios pueden esperarse de este tratamiento en particular?
- ¿En qué medida la combinación de medicamentos que le ofrecen afecta sus alternativas de medicamentos para el futuro?

La mayoría de los prestadores de atención médica para pacientes con VIH conocen la triste historia que motiva a los miembros de las minorías en Estados Unidos a desconfiar de los médicos. Estos profesionales responderán gustosamente a sus preguntas, y usted construirá una relación con su prestador basada en la comunicación y la cooperación, la cual redundará en el cuidado de su salud.

## PLANIFIQUE CUÁNDO EMPEZAR LA TERAPIA ANTIRRETROVIRAL

Si no toma medicamentos, tarde o temprano se agravará su enfermedad, por lo tanto, no debe demorar más su decisión de empezar. Si su recuento de células CD4 no es adecuado y se siente mal, estará corriendo un gran riesgo al no comenzar la terapia. (Consulte el capítulo 7 para mayor información sobre infecciones oportunistas).

Estamos conscientes de que quizás esté viviendo situaciones que le obligan a retrasar el tratamiento, al menos por el tiempo necesario para resolverlas. Tal vez usted se acaba de embarazar y prefiere aguardar hasta que se cumpla el primer trimestre (cuatro meses), a fin de proteger al bebé. El primer trimestre es una etapa crítica para el desarrollo cerebral y, aun cuando no se haya comprobado la existencia de problemas en el feto, los doctores normalmente prefieren esperar a que concluya este período antes de recetar medicamentos, incluyendo los antirretrovirales.

Hay otro tipo de problemas que también pueden afectar su decisión de iniciar el tratamiento. Quizás se mudó recientemente a un apartamento nuevo y necesita tiempo para terminar de instalarse. O cabe la posibilidad de que se esté tratando por algún problema de adicción y necesite ordenar su vida para alcanzar la estabilidad.

Converse con su prestador de atención de salud sobre el momento indicado para comenzar el tratamiento, analizando cuidadosamente las ventajas y desventajas de una demora. Recuerde que un retraso ahora puede significar que necesitará un tratamiento diferente y más severo cuando empiece.

Mientras planee con su prestador la fecha de inicio del tratamiento, sería recomendable que hablen sobre los primeros síntomas de una infección oportunista. Esto le permitirá identificar dicha infección en sus inicios.

La conclusión es que si no toma estos medicamentos, su recuento de células CD4 disminuirá y usted se enfermará. Si recibe tratamiento y después contrae SIDA, el problema puede agravarse. En promedio, la gente a quien se le diagnostica SIDA y no toma ningún medicamento muere en un lapso de tres años. Su recuento de células CD4 disminuye un promedio 80 puntos cada año. Una persona con un recuento de células CD4 inicial de 300 que no tome medicamentos, tendrá, en un lapso de dos años, un conteo de células menor a 200, y al cabo de dos años más el conteo habrá descendido a menos de 100. A ese ritmo, la capacidad de esa persona para mantenerse viva y saludable resultaría difícil de determinar.

Desafortunadamente, el grueso de la gente que padece VIH se encuentra en China, la India y el África Subsahariana, regiones donde los medicamentos son poco accesibles o extremadamente caros. Usted goza del privilegio de vivir en un país en el que los medicamentos están disponibles. No desperdicie ese privilegio.

## CÓMO PREPARARSE PARA LA TERAPIA ANTIRRETROVIRAL

Antes de comenzar la terapia antirretroviral, organícese de tal manera que le sea fácil tomar los medicamentos incluso si presenta efectos secundarios. Durante la fase inicial del tratamiento, debe tener en cuenta que se sentirá mal durante tres o cuatro semanas. Esto les ocurre *a todos los pacientes*. Se trata de un proceso de ajuste de su organismo a estos medicamentos poderosos que eliminan cientos de miles de partículas virales. En casi todos los pacientes, durante el primer mes, el tratamiento ocasiona náuseas, vómitos, diarrea, dolor abdominal moderado, fiebre baja, sudor excesivo y fatiga variable.

No permita que los efectos secundarios le derroten. Tampoco se le ocurra interrumpir los medicamentos hasta que hayan transcurrido cuatro semanas de la terapia. Usted superará sin problemas este período difícil si sigue el ejemplo de otros que ya pasaron por lo mismo: hable con su prestador de atención de salud y con algún(a) amigo(a) que tenga experiencia. Participe en los grupos de apoyo. Este tipo de lucha se puede enfrentar mejor con el apoyo emocional de otras personas.

Concéntrese en los siguientes hechos: usted se sentirá mejor una vez que su cuerpo se acostumbre a los medicamentos; estos primeros síntomas desaparecerán para siempre. Pero si empieza y suspende los medicamentos, tendrá que pasar nuevamente por esta fase inicial, una y otra vez. Se trata de un aspecto clave que vale la pena tener presente. Todos debemos atravesar el período difícil de acostumbrarnos a los medicamentos. No se desanime frente al reto.

Si le es posible, planee comenzar con los medicamentos cuando tenga poca carga de trabajo, sus hijos(as) se encuentren en la escuela, o usted cuente con un servicio disponible para el cuidado de los niños en caso de sentirse mal. Lo ideal es que empiece a tomar los medicamentos cuando esté seguro(a) de contar con apoyo a su alcance. Pídale a alguien cercano que se mantenga "alerta" en caso de que usted necesite cuidados por unos días, para que se encargue de sus compras o le ayude con las tareas cotidianas.

*Es fundamental que esté en condiciones de tomar todos los medicamentos una vez que empiece el tratamiento, y que los tome de manera correcta y continuada.* Será necesario que hable con su farmacéutico y con su prestador de atención médica para asegurarse de tener un suministro constante de medicamentos en su casa. Además, usted debe controlar el suministro de medicamentos y asegurarse de renovar las recetas oportunamente. Para la renovación de sus recetas, seleccione una farmacia cercana a su casa o lugar de trabajo, que sea de fácil acceso. Renueve sus recetas siempre en la misma farmacia. De este modo, el farmacéutico tendrá oportunidad de conocerle y atender las inquietudes que usted tenga con relación a los medicamentos, a cómo podrían ser las alergias o efectos secundarios, o a la interacción de los medicamentos con otros nuevos.

El farmacéutico es la persona adecuada a la cual consultar sobre los medicamentos, ya que cuenta con experiencia sobre la forma en que interactúan unos con otros y sabe cuál es la mejor forma de tomarlos. El farmacéutico también sabe acerca de los efectos secundarios, puede indicarle cuáles son las señales de los primeros síntomas, y qué puede hacer para sobrellevarlos con mayor facilidad. Si le preocupa su privacidad, puede consultar estos temas telefónicamente conservando el anonimato.

Al recoger sus medicamentos en la farmacia, averigüe cuándo debe renovarse la receta y anote la fecha en cada frasco. *¡Evite quedarse sin medicamentos!* Renueve las recetas la semana anterior a cuando se espera que se terminen los medicamentos. También resulta útil poner sus medicinas en lugares donde las pueda encontrar sin problemas. Es decir, en un botiquín, en la guantera o en la oficina. Tenga algunas dosis extras en el mismo sitio, las cuales le servirán en caso de emergencia. (Conozca más sobre la administración de píldoras en la sección "Cómo organizar sus medicamentos", págs. 95–98).

## ¿POR QUÉ UN CÓCTEL DE MEDICINAS?

Cada uno de los tres tipos de medicamentos antirretrovirales funciona de forma relativamente diferente para atacar al virus. Los medicamentos que usted toma—su cóctel—pueden extraerse de cualquiera de los tres tipos o de uno sólo de éstos. Su prestador de atención de salud toma la decisión basándose en su historial antirretroviral, en la etapa de la enfermedad en la que se encuentre y en cualquier otra información que pueda inferirse del virus con el que está infectado(a) (patrones de resistencia).

Es probable que su prestador pruebe una combinación de medicamentos durante algunos meses y después requiera cambiarlos porque no funcionan en su caso particular. Esto no significa que los medicamentos sean malos, sino que actúan de manera diferente en distintas personas. Determinar qué cóctel es el ideal en su caso puede requerir uno o dos intentos. Es muy importante que sea paciente.

Existen dos razones por las que los medicamentos se administran en forma combinada. Una es que las muy diversas poblaciones del virus del VIH muestran diferentes patrones de resistencia a medicamentos específicos. Mucha gente tiene más de una población de VIH. Quizás usted tenga uno o más de los tipos resistentes. Algunos medicamentos funcionan mejor sobre ciertas poblaciones. Otros no funcionan bien en absoluto. Tomar más de un medicamento le brinda una probabilidad mayor de atacar exitosamente a cada población del virus que presente, y de reducir su carga viral tan rápido como sea posible. *En resumen, es más difícil para el virus desarrollar resistencia a los medicamentos cuando éstos son administrados en forma combinada y no de a uno por vez.*

Debido a que cada tipo de medicamento ataca al virus de distinta manera, el cóctel emprende un ataque desde diversos frentes e impide que el virus se reproduzca. Esto se refleja en una caída de la carga viral y el objetivo es lograr la categoría de "indetectable". Al cabo de una semana debe haber evidencia clínica clara de que su carga viral está disminuyendo, sin embargo, ésta no llegará a una situación de estabilidad hasta que hayan pasado unos tres meses.

## ES IMPORTANTE SEGUIR LAS INSTRUCCIONES AL PIE DE LA LETRA

Cumplir cabalmente con su tratamiento significa tomar los medicamentos exactamente como la receta lo indica. Deberá tomar muchas píldoras todos los días durante dos a cuatro semanas y experimentará los síntomas antes descritos.

Al ingerir los medicamentos, siga la receta al pie de la letra. De no hacerlo, los medicamentos no funcionarán bien y su salud se deteriorará. En caso de que omita alguna dosis, el virus comenzará nuevamente a multiplicarse con rapidez. Le habrá dado al virus la oportunidad que esperaba para ganar terreno en la pelea sobre su cuerpo.

La razón por la que sus dosis periódicas son necesarias es que los antirretrovirales tienen una naturaleza que los distingue de otros medicamentos. Son lo suficientemente fuertes para llevarle la delantera al virus. Por ello, la omisión de una sola dosis puede traducirse en un serio contratiempo para su salud. Los pacientes que toman todas las dosis se fortalecen y mejoran su estado. Aun cuando las personas que omiten dosis pero se mantienen medicadas tienen un mejor pronóstico que aquellas que no toman ningún medicamento antirretroviral (ARV), la probabilidad de que experimenten una reproducción viral continua (multiplicación) se eleva notablemente.

Si está considerando suspender los medicamentos, debe hablar con su prestador antes de hacerlo. En caso de que se vea forzado a interrumpir la toma de medicamentos, nunca suspenda sólo uno o dos—suspenda todos los medicamentos ARV al mismo tiempo. Ello evitará el desarrollo prematuro de la resistencia. (Para mayor información, consulte el apartado "Resistencia", en las páginas 105–106).

Lo cierto es que se beneficiará enormemente si mantiene la terapia de los medicamentos. Un estudio reciente señala que los pacientes que toman sus medicamentos correctamente el 95 por ciento de las veces tienen gran éxito en la supresión del virus. Normalmente no se les detecta el virus en la sangre. Los pacientes que toman sus medicamentos correctamente el 70 por ciento las veces presentan un nivel viral mucho mayor en el torrente sanguíneo, y la mayor presencia de virus significa una evolución más rápida hacia una infección oportunista definitoria del SIDA.

Hay, además, otra razón por la cual no tomar sus medicamentos conforme a la receta puede significar jugar con fuego. Los virus en su organismo desarrollan resistencia a los medicamentos, es decir, aprenden a vivir en presencia de éstos. El escenario más pesimista al respecto es que pudiera desarrollarse una variedad del virus resistente a cualquier medicamento disponible. Afortunadamente aún no ha ocurrido, y al tomar usted sus medicamentos de acuerdo a lo prescrito, estará ayudando a evitar que se produzca tal situación.

A las personas organizadas y apegadas a los horarios les

resulta más fácil cumplir con el programa de ingestión de píldoras. Aunque incluso para ellas, la nueva responsabilidad y la presión emocional de cuidarse a sí mismas, sumada a todos los problemas anteriores, puede dificultarles seguir una rutina. Por eso le recomendamos que se integre o vincule a un grupo de apoyo para gente con VIH, en caso de que aún no lo haya hecho. La gente del grupo estará en una situación similar a la suya, y escuchar cómo han resuelto sus problemas puede serle de utilidad para manejar el estrés. Y quién sabe, quizás usted termine brindándole consejos o apoyo a otros.

Si está luchando contra un problema de drogadicción, alcoholismo o depresión, es probable que se resista a creer que las cosas pueden cambiar, que su vida mejorará, o incluso que el esfuerzo por ayudarse a usted mismo(a) merece la pena. ¡Por supuesto que sí! Usted es un ser humano y la vida es demasiado valiosa como para echarla por la borda.

Así que respire hondo y, a continuación, reflexione con detenimiento acerca de su vida. En especial, encare las cosas que le provocan estrés, incluyendo las adicciones. Al enfrentar el problema, permanecerá en contacto con su sentido de autoestima. Una vez que sus adicciones estén bajo control, su vida mejorará y tendrá mayor capacidad para manejar el programa de medicamentos que pueden devolverle la salud. Cuando se está bajo la influencia del alcohol o las drogas, las cosas parecen derrumbarse.

Si el reto de administrar su programa de medicamentos contra el VIH le produce estrés, busque orientación que le permita erradicar sus adicciones. En cualquiera de los casos, usted necesita de alguien con quien hablar, alguien que pueda ayudarle a lidiar con el estrés que conlleva la toma regular de sus medicamentos, el mantenerse alejado de las drogas, y el afrontar las situaciones cotidianas de su vida. Solicite ayuda, no espere hasta que los problemas lo rebasen.

Tenga en cuenta que no hay mucho margen de acción. Su cuerpo demanda atención completa. Esté pendiente de los signos característicos del estrés, y asegúrese de tener un plan para contrarrestarlo rápidamente. Su orientador puede ayudarle a desarrollar recursos para manejar el estrés. Hable con él o con su prestador siempre que se sienta al borde de explotar. Entre más pronto identifique y enfrente los problemas, más posibilidades tendrá de resolverlos antes de que se compliquen.

Si a consecuencia de alguna emergencia usted tiene que suspender los medicamentos, hable primero con su prestador de atención de salud, quien quizás pueda prescribirle medicamentos alternativos o proporcionarle información que le sirva para tolerar mejor el medicamento problemático. De esa forma, su tratamiento no sufrirá un contratiempo mayor. Si su prestador está de acuerdo en que usted interrumpa los medicamentos, asegúrese de suspenderlos todos al mismo tiempo para evitar que desarrolle una resistencia del virus a los medicamentos.

*Es imprudente tomar por cuenta propia la decisión de suspender el cóctel, sin antes haber realizado una cuidadosa consulta médica.*

Es imprudente tomar por cuenta propia la decisión de suspender el cóctel, sin antes haber realizado una cuidadosa consulta médica.

## CÓMO ORGANIZAR SUS MEDICAMENTOS

Al comenzar su terapia antirretroviral, es probable que tenga que tomar diez o más pastillas tres veces al día. Además de los medicamentos antirretrovirales, puede necesitar otras medicinas que le ayuden a combatir infecciones o para controlar los efectos secundarios de las otras que toma, y es posible que incluso tome vitaminas. En suma, su tratamiento puede consistir de 20 o más píldoras, 3 veces al día.

Recuerde los horarios de su programa para la ingesta de píldoras. Es importante que acuerde con el enfermero un programa que pueda ajustarse a sus necesidades. En este sentido, es fundamental la flexibilidad. El enfermero sabe que si el horario le resulta conveniente, es más probable que lo cumpla. También puede adaptar un horario que ya haya probado pero que no le resultó práctico. En tal caso, discuta con el enfermero la posibilidad de ajustarlo.

Aquí tenemos un ejemplo de la clase de horario detallado al que deberá acostumbrarse. Digamos que uno de los medicamentos que le ha sido recetado requiere ser tomado en ayunas tres veces al día, y el enfermero le ha sugerido que lo tome a las 8 a.m., 1 p.m. y 8 p.m. Sin embargo, usted normalmente desayuna a las 8 a.m. No cambie sus horarios de comidas salvo que sea absolutamente necesario. En cambio, tome su píldora a las 7 a.m., a las 2 p.m. y a las 9 p.m. En pocas palabras, diseñe un programa que se adapte a su estilo de vida.

Tome sus píldoras a la misma hora todos los días. Así le será más fácil acordarse y la toma de píldoras se convertirá en una rutina más. Además, su cuerpo se acostumbrará a recibir las píldoras a esa hora.

Las píldoras deben tomarse en las dosis correctas. Algunos medicamentos deben tomarse junto con la comida, otros exigen que tenga el estomago vacío. Si en general usted no es una persona organizada, el enfermero puede ayudarle a aprender a serlo. Probablemente le dará un pastillero para guardar ordenadamente las píldoras. ¡Utilícelo! No intente acordarse de todo. No se exija tanto.

Si no recibe un pastillero y cree que necesita uno, llame al enfermero y solicítelo. En caso de que su clínica no cuente con ellos, obtenga uno en su organización local de VIH o SIDA. El pastillero incluye una lista de todas sus píldoras y las horas del día en que debe tomarlas, lo cual facilita saber cuándo debe tomar cada una. Haga una lista de las píldoras y los horarios para llevarla consigo, y ponga otras listas en distintos lugares para acordarse de qué píldoras debe tomar y cuándo.

Anote en su calendario la fecha en que su suministro de píldoras se agotará. Después, retroceda una semana y marque claramente ese día. Esa será la fecha en la que tiene que acudir a la farmacia para renovar sus recetas.

Solicite al proveedor o a quien le haya acompañado que ponga por escrito cualquier indicación especial para la toma de sus píldoras, incluyendo instrucciones relacionadas con la comida y el almacenamiento. No pretenda recordar todo esto. La mayoría de la gente se olvida tan pronto sale del consultorio del prestador. Si usted se da cuenta de que ha olvidado las instrucciones o no las comprende bien, pídale a su farmacéutico que se las explique o llame a su clínica.

Casi todos los medicamentos producen efectos secundarios. Si el prestador omite mencionárselos, seguramente se debe a un olvido. Pregunte sobre los posibles efectos secundarios y lo que puede hacer para aliviarlos. Así sabrá lo que puede esperar, y la carga de estrés se reducirá. (Su farmacéutico también puede examinar con usted los posibles efectos secundarios de los medicamentos).

Una vez que le sean entregados los medicamentos en la farmacia, llévelos a casa e inmediatamente reserve un suministro de cada uno que alcance para una semana. Almacénelos en un determinado lugar, por ejemplo en el refrigerador. Si sus píldoras requieren de refrigeración y no dispone de una nevera confiable, adquiera una nueva. Puede también comprar o conseguir prestado un mini-refrigerador.

En caso de que sus píldoras se le terminen y no pueda reemplazarlas inmediatamente, no deberá omitir ninguna dosis; para ello puede hacer uso del suministro de emergencia que almacenó previamente. Si es posible guarde una o dos dosis de pastillas en la guantera de su auto o en un lugar seguro en el trabajo. Guarde siempre sus píldoras en el mismo lugar, ya sea en uno de los gabinetes de la cocina o en alguno de los muebles de su cuarto o en el baño, de modo que pueda verlas todos los días y no tenga que andar buscándolas. Esto es particularmente importante para casos de emergencia. Si usted opta por guardar sus píldoras en un lugar más específico, indíqueles a sus familiares y amigos dónde pueden encontrarlas.

Existen muchos trucos para acordarse de tomar las píldoras. Puede anotar los horarios en su agenda u organizador electrónico. Si lo prefiere, active la alarma de su reloj para que suene cada vez que le toque tomar las píldoras.

Trate de asociar la toma de sus píldoras con alguna otra actividad que realice, como puede ser lavarse los dientes. Tome sus píldoras de la mañana y de la noche antes de lavarse los dientes.

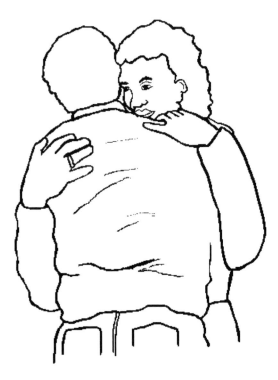

## BUSQUE APOYO

Si aún no lo ha hecho, éste es un buen momento para que se integre a un grupo de apoyo o sesión de terapia grupal dedicado a gente seropositiva. Usted recibirá consejos de otras personas sobre cómo manejar los medicamentos antirretrovirales y sus efectos secundarios, y obtendrá también el apoyo moral de otros que han pasado por lo mismo. No se guarde los problemas. Al abrirse un poco a otras personas, comprobará que se siente más fuerte y de mejor ánimo.

No olvide que muchas, muchas otras personas han pasado ya por lo mismo que usted está sufriendo. Quizás le resulte difícil de imaginar, pero algunas de ellas enfrentaron desafíos aún más difíciles que los suyos y salieron adelante. Si estas personas lo lograron, ¡usted también puede!

Durante un tiempo, quizás sienta que los medicamentos antirretrovirales dominan su vida. Sin embargo, usted se irá adaptando poco a poco. La toma de píldoras se volverá una simple rutina y su perspectiva de las cosas cambiará. Tal vez nunca llegue a verlo como algo "normal", pero seguramente dejará de estar obsesionado con las pastillas.

> *No se guarde los problemas. Al abrirse un poco a otras personas, comprobará que se siente más fuerte y de mejor ánimo.*

Quizá nunca haya tenido que seguir un programa en el pasado. Eso fue antes, hoy la situación es distinta. Todos podemos cambiar, especialmente cuando hay tanto en juego para nuestros seres queridos y nosotros mismos.

## ALIMENTACIÓN

Probablemente deba hacer ajustes en su dieta al comenzar a tomar los medicamentos antirretrovirales. Modificar los horarios de sus comidas, por ejemplo, ya que algunos medicamentos actúan mejor con el estomago vacío, y otros con comida con grasa. Quizás tenga que empezar a comer cierto tipo de alimentos que beneficien a su tracto digestivo, como el yogur, o evitar otros alimentos que interactúan con los medicamentos que esté tomando. (Para ver algunas sugerencias sobre cómo realizar estos cambios, consulte el capítulo 12).

## QUÉ BENEFICIOS PUEDE ESPERAR DE LOS MEDICAMENTOS ANTIRRETROVIRALES

Aproximadamente un mes después de haber comenzado a tomarlos, sus síntomas disminuirán, empezará a sentirse mejor y su cansancio irá desapareciendo gradualmente. Se sentirá mejor y más fuerte debido a que los medicamentos estarán elevando su recuento de células CD4: potencialmente, hasta en 130 puntos o incluso más. De modo que, si su recuento de células CD4 es de 300 al iniciar el tratamiento, se podrá incrementarse durante ese período hasta 420 o más. Ello significa que tendrá en su cuerpo más células inmunológicas activas para combatir las infecciones oportunistas y el VIH.

> *Aproximadamente un mes después de haber comenzado a tomarlos, sus síntomas disminuirán, empezará a sentirse mejor y su cansancio irá desapareciendo gradualmente.*

Otro gran beneficio que experimentará al tomar regularmente sus medicamentos será una menor vulnerabilidad a las infecciones. Si su recuento de células CD4 se eleva lo suficiente, lo cual se reflejaría en un sistema inmunológico fuerte y funcional, su prestador de atención de salud podría recomendarle que suspenda el uso de algunos antibióticos y otros medicamentos que le hayan indicado para atacar las infecciones. Al fortalecerse su sistema inmunológico, ya no los necesitará.

Con la terapia de medicamentos, su sistema inmunológico se fortalecerá y el número de partículas virales (carga viral) en el torrente sanguíneo se reducirá. Normalmente, y en especial tratándose de pacientes que nunca han tomado antes medicamentos antirretrovirales, el virus no se detecta en la sangre. Desafortunadamente, esto no significa que ha desaparecido. Quiere decir que hay un número tan pequeño de partículas que no puede ser detectado en los exámenes. El virus sigue viviendo dentro de su organismo, en lugares inalcanzables por los medicamentos, tales como sus ganglios linfáticos, médula ósea, hígado, bazo, ojos y cerebro. Ahí, el virus sigue reproduciéndose a un ritmo muy lento. No existe prueba alguna que permita hacer un recuento de las partículas de virus fuera del torrente sanguíneo.

Entre dos y ocho semanas después de haber iniciado la terapia con antirretrovirales, su prestador de atención de salud le pedirá que se someta a una revisión, a fin de asegurarse de que los medicamentos estén funcionando adecuadamente y que usted no corre ningún riesgo derivado de los efectos secundarios.

Su prestador de atención primaria puede informarle, tan sólo una semana después de que usted haya empezado a tomar los medicamentos, si éstos están funcionando como deben. A los tres meses el virus puede ser indetectable. Pero si después de una semana su organismo no responde, será necesario cambiarle los medicamentos.

Después de una semana de haber comenzado con los medicamentos, debe observarse una disminución del 20% en la carga viral. Los datos de estudios recientes indican que si no se observa esta caída en una semana, la reproducción no se reducirá completamente hasta llegar al nivel de "indetectable". No es buena idea esperar mucho más de una semana para hacer cambios en los medicamentos, ya que esto da la oportunidad al virus de multiplicarse sin control y puede aumentar las posibilidades de desarrollar resistencia. En la clínica examinarán su recuento de células CD4 y de carga viral, y además buscarán identificar cualquier signo de efectos secundarios adversos, como problemas en el hígado o de otra índole.

El prestador le preguntará sobre los efectos secundarios que haya manifestado y le ofrecerá sugerencias para lidiar con éstos. Se le pedirá que regrese a la clínica, por lo menos cada tres o cuatro meses, para hacer un seguimiento de los medicamentos que toma y de su respuesta a la terapia. Es muy importante que soporte las dificultades del tratamiento, especialmente durante las primeras semanas. La prescripción de los medicamentos se realiza según la combinación que mejor se ajuste a su organismo, pero esto sólo se logra a través del tiempo, después de muchos intentos, y con su colaboración y la de su prestador de atención de salud.

## EFECTOS SECUNDARIOS

Debido a su intensidad, los medicamentos pueden provocar efectos secundarios inesperados así como beneficios. Algunos de los efectos secundarios son severos, tales como malestar estomacal, diarrea o sensación de adormecimiento en las manos y en los pies. Consulte a su prestador en caso de que tenga erupciones, especialmente al comenzar a tomar un nuevo medicamento. Otros síntomas severos pueden incluir sangre en la orina o en las heces, dolores musculares o náuseas constantes. Con algunos medicamentos, especialmente Crixivan®, es vital aumentar la ingesta diaria de agua.

Los efectos secundarios pueden durar hasta cuatro semanas. En la mayoría de los pacientes, comienzan a desaparecer después de ese período, conforme el cuerpo va ajustándose al medicamento. Algunas personas quieren dejar el tratamiento cuando experimentan estos primeros efectos secundarios, ya que se sienten extremadamente mal. Usted se sentirá así posiblemente; esas semanas son sin lugar a dudas bastante terribles para todos. Esta fase exige un sólido compromiso de su parte y una confianza absoluta en que se sentirá mejor una vez que su organismo se adapte a los medicamentos, tanto por lo que se refiere a los efectos secundarios como por lo que toca al VIH. Hablamos de un gran reto que millones de personas han superado airosamente con su simple deseo de vivir.

Saber que puede contactar a su prestador de atención de salud siempre que tenga problemas o sufra de estrés relacionado con los medicamentos, resulta vital durante las primeras semanas de la terapia con una nueva combinación de medicamentos. Es necesario que tenga claro lo que puede esperar de cada medicamento, y que se dé cuenta cuando los efectos secundarios son demasiado intensos. Mantenerse en contacto estrecho con su proveedor y los grupos de apoyo puede facilitarle el manejo de la situación.

Además de los efectos secundarios de corto plazo, algunos de los posibles efectos de largo plazo, son:

- Diabetes
- Agrandamiento del hígado
- Hígado graso
- Redistribución de la grasa
- Cálculos renales

- Anemia
- Acidosis láctica
- Elevación en el colesterol y las grasas en la sangre

Según el medicamento específico que esté tomando, su prestador de atención de salud le someterá a revisiones periódicas para identificar signos de los efectos secundarios. Existen tratamientos para algunos de los efectos secundarios, los cuales se mencionan abajo.

Su prestador o farmacéutico quizás haya hablado ya con usted acerca de los efectos secundarios de los medicamentos antirretrovirales. Si se siente muy mal como consecuencia de estos efectos secundarios y por alguna razón le resulta imposible contactar a su prestador o farmacéutico, acuda a una sala de emergencias para obtener ayuda. ¡No sufra innecesariamente!

Si no puede llegar por sus propios medios a la sala de emergencias ni cuenta con alguien que le lleve, llame a la organización defensora de personas con VIH/SIDA de su localidad. Tal vez ahí puedan recomendarle remedios para los que no necesite receta médica, y brindarle apoyo hasta que contacte nuevamente a su prestador.

No siga el ejemplo de Anita, quien dice: "No quiero ser un problema para nadie" y "Prefiero no tratar con esa institución médica". El sistema de servicios de salud está ahí para ayudarle, y usted nunca lo había necesitado tanto como ahora. Sea fuerte a la hora de pedir ayuda.

En ciertos casos, los efectos secundarios pueden ser tan severos y graves que su prestador se verá obligado a cambiarle los medicamentos. Esto no quiere decir que el primer medicamento no estaba cumpliendo su labor, sólo que su cuerpo era incapaz de tolerar el efecto secundario producido por éste. Una falla del medicamento implica un incremento de su carga viral en presencia del medicamento. En tal caso, su prestador desechará ese medicamento y, posiblemente, otros de la misma clase para su tratamiento.

Recuerde que usted no está solo(a). Miles de personas están pasando por una situación similar. Se han mantenido en la lucha esperando la recompensa de seguir con vida, y usted también puede.

### RESISTENCIA

La razón de que se prescriban los cócteles es que con el transcurrir del tiempo algunas poblaciones del virus pueden volverse resistentes a ciertos medicamentos. En buena medida, esto ha ocurrido porque la gente no toma los medicamentos correctamente, conforme a lo recetado. Puede ser que hayan suspendido uno o dos medicamentos mientras continuaban con el tercero, o bien, hayan tomado menores dosis. En estos casos, el virus aprende a contrarrestar los medicamentos, dividiendo y atacando a los glóbulos blancos y debilitando el sistema inmunológico, lo cual trae como consecuencia una evolución más rápida de la enfermedad.

Una vez que el virus se vuelve resistente a un determinado medicamento, las personas infectadas se encargan de propagar este virus resistente al tener relaciones sexuales sin protección o compartir jeringas. A su vez, estas personas lo vuelven a diseminar del mismo modo. Este tipo de conducta fomenta las epidemias.

Incluso si usted desarrolla una variedad resistente del VIH, no se asuste. Afortunadamente, se pueden probar diferentes combinaciones de medicamentos.

Corresponde a su prestador de atención médica determinar qué medicamento no está funcionando, desecharlo y reemplazarlo con otro. Con los cócteles de medicamentos hay una alta posibilidad de que, aunque el virus sea resistente a uno de los medicamentos que lo integran, los otros medicamentos controlen el virus e impidan que se multiplique.

## PRUEBAS DE RESISTENCIA

En ocasiones, la resistencia a los medicamentos se desarrolla por razones desconocidas. Otras veces, una persona con VIH se infectará con una nueva población del virus al tener relaciones sexuales sin protección o al compartir jeringas, y los medicamentos dejarán de funcionar. Tal resistencia puede ser detectada a través de las pruebas de resistencia genotípica y fenotípica. Estas costosas pruebas son ampliamente usadas y poco comprendidas.

La prueba genotípica busca identificar porciones reales de ARN viral que sabemos se encuentran asociadas a un proceso de resistencia a medicamentos antirretrovirales específicos.

El método fenotípico extrae el virus de una persona y verifica si éste puede crecer (reproducirse) ante la presencia de distintos antirretrovirales.

Aplicando ambas pruebas, su prestador de atención de salud puede perfilar su(s) patrón(es) de resistencia y, en la mayoría de los casos, idear un régimen que pueda funcionar para usted. En otras palabras, si se comprueba que usted presenta resistencia a alguno de estos medicamentos, el prestador cambiará su receta para incluir otro medicamento o combinación de medicamentos. Sobra decir que si usted omite practicarse las pruebas de sangre programadas, no hay manera de que el prestador se entere de la existencia del problema.

## TOXICIDAD DE LOS MEDICAMENTOS

En ocasiones, pacientes que han estado tomando determinados medicamentos durante un tiempo comienzan a tener dificultades con la ingesta de éstos. En las personas con insuficiencia hepática o renal, particularmente, los medicamentos se van acumulando en el organismo y les provocan malestar. Si ello le ocurre a usted, probablemente su prestador le cambie los medicamentos por otros nuevos o le retire todos los medicamentos durante un breve período, a fin de que su cuerpo pueda eliminar los residuos.

También pueden presentarse otros efectos secundarios de largo plazo. Éstos incluyen problemas que pueden causar enfermedades cardiovasculares, como alta concentración de lípidos en la sangre (colesterol y triglicéridos), aumento en los niveles de azúcar (diabetes), acidosis láctica (consulte la sección "Efectos secundarios de largo plazo" en las páginas 109–110), así como distribución anormal de la grasa (lipodistrofia).

## TRATAMIENTO DE LOS EFECTOS SECUNDARIOS

### Diarrea

Si sufre de diarrea durante más de dos días, comuníquese con su prestador de atención médica. Es importante confirmar que la diarrea no sea producto de una infección intestinal o parásito. Si presenta fiebre, o si la diarrea trae consigo mucosidades o sangre mezclada en la materia fecal, es muy probable que el origen sea infeccioso. Un examen de heces permitirá precisar la causa.

El principal peligro con la diarrea es la deshidratación y la pérdida de potasio, cosas que ocurren con mucha rapidez. Usted debe estar pendiente de la frecuencia y el volumen de sus evacuaciones, y preocuparse por restituir los líquidos perdidos con líquidos que incluyan electrólitos, como caldos, té, *ginger ale* (refresco de jengibre) y jugo de naranja diluido. (El jugo de manzana y los productos lácteos normalmente producen malestar estomacal y agravan la diarrea).

Los alimentos ricos en fibra como frutas, verduras y panes integrales deben evitarse durante la diarrea. Procure comer arroz sin condimentos, crema de trigo, galletas saladas, pan blanco tostado y pasta con muy poca mantequilla.

La mejor manera de tratar la diarrea es tomar líquido en abundancia y evitar ingerir alimentos sólidos. Ello puede resultar difícil cuando su régimen de medicamentos requiere que usted coma. Hable con su prestador para que definan juntos un plan. No espere a deshidratarse para solicitar ayuda.

### Náuseas

Muchos antirretrovirales pueden producir náuseas y vómitos. Los vómitos se presentan por lo general menos de cinco veces por día y en cantidades relativamente pequeñas. Los síntomas disminuyen conforme su cuerpo se va ajustando al medicamento. Si las náuseas persisten por más de una semana, hasta el punto en que afectan su capacidad para comer, llame a su prestador. Podrían ser causadas por algún otro problema, y si son fuertes ameritan una evaluación cuidadosa. Si los vómitos persisten durante más de dos días o tiene problemas para compensar las pérdidas de líquidos, informe a su prestador. Es posible que requieran hacerle una revisión para descartar cualquier problema serio, como podría ser una infección gastrointestinal o una intoxicación alimenticia.

## EFECTOS SECUNDARIOS DE LARGO PLAZO

El adelgazamiento de los brazos y la acumulación de grasa en el torso son efectos que se han apreciado en personas sometidas a terapia con antirretrovirales durante largos períodos de tiempo (años). Aunque bastante inusuales, dichos efectos secundarios han sido motivo de atención recientemente y, por lo mismo, merecen una explicación. Básicamente, la gente engorda en la zona de la cintura y adelgaza en los brazos y piernas. Si usted está bajo tratamiento con ARVs (antirretrovirales) y ha aumentado algunos centímetros de cintura y ha perdido peso en los brazos, póngase en contacto con su prestador de atención de salud. Es probable que requiera un cambio en los medicamentos.

Las anormalidades lípidas se mencionan en la descripción de cada medicamento, pero se observan principalmente en los inhibidores de la proteasa. Los incrementos en el colesterol y los triglicéridos están asociados a un mayor riesgo de enfermedad de la arteria coronaria (ataques cardíacos). El ejercicio y los cambios en la dieta pueden ayudar. De no ser así, el paciente debe ser tratado con medicamentos reductores de lípidos.

La diabetes mellitus (también conocida como hiperglucemia y azúcar elevado en la sangre) se asocia al uso de algunos inhibidores de la proteasa. Comúnmente surge en personas con sobrepeso y antecedentes familiares de diabetes. Requiere ser tratada con hipoglucemiantes orales y, rara vez, insulina, si los cambios en la dieta no permiten controlarla.

Se cree que la acidosis láctica sobreviene como consecuencia de una toxicidad directa en la parte de la célula denominada "mitocondrio". Esta afección da pie a una enfermedad grave y demanda tratamiento de emergencia y hospitalización. Los medicamentos asociados a la misma deben ser descontinuados.

Los síntomas de la acidosis láctica son fatiga extrema, malestar profundo y respiración agitada, y se trata de una enfermedad de rápida evolución. Esta afección requiere una evaluación inmediata en una sala de emergencias.

### OTROS TRATAMIENTOS

Los medicamentos que estimulan la función inmunológica, conocidos como "inmunopotenciadores", pueden ser también parte de su terapia. Estos medicamentos incrementan el recuento de células CD4 pero sólo deben ser administrados cuando se están tomando antirretrovirales y la reproducción viral se encuentra completamente suprimida.

Aproveche la suerte que tiene. Evite ser uno de los tantos latinos que no obtiene un diagnóstico ni se somete oportunamente a terapia para aprovechar los enormes beneficios del tratamiento.

Si sus recursos son limitados, el gobierno federal pagará su tratamiento y medicamentos de conformidad con la Ley de ATENCIÓN MEDICA Ryan White.

Si su recuento de células CD4 no es lo suficientemente elevado, usted corre un gran riesgo al no comenzar la terapia.

En promedio, aquellas personas a quienes se diagnostica con SIDA y que no se someten a terapia con medicamentos mueren en un lapso de tres años.

No permita que los efectos secundarios lo(a) derroten.

Debe llevar un control para saber cuándo se terminará el suministro y asegurarse de renovar las recetas.

Nunca suspenda sólo uno o dos medicamentos: suspenda todos los ARVs al mismo tiempo.

Es imprudente tomar por cuenta propia la decisión de suspender el cóctel, sin antes haber realizado una cuidadosa consulta médica.

Tome sus píldoras a la misma hora todos los días.

No se guarde los problemas. Al abrirse un poco a otras personas, comprobará que hay otras personas que lo pueden ayudar a que se sienta más fuerte y de mejor ánimo.

Aproximadamente un mes después de haber comenzado a tomar los medicamentos antirretrovirales, sus síntomas disminuirán, usted empezará a sentirse mejor y su cansancio irá desapareciendo.

# LOS MEDICAMENTOS Y SUS EFECTOS SECUNDARIOS

### Inhibidores de la transcriptasa nucleósida (nukes)

Estos medicamentos evitan que el ARN viral se convierta en ADN, mediante el uso de una enzima encontrada en el citoplasma de sus células huésped llamada "enzima de la transcriptasa inversa". Todas estas drogas han sido asociadas con el desarrollo de una enfermedad denominada Acidosis láctica y con problemas hepáticos graves, que son efectos poco comunes pero bastante serios. Otros efectos secundarios que se pueden desarrollar con frecuencia variable incluyen náuseas, vómitos, sensación general de cansancio o enfermedad, dolor de cabeza, diarrea, tos, pérdida del apetito y cambios en la grasa corporal. Cada medicamento específico tendrá efectos secundarios adicionales. Entre los medicamentos se incluyen:

- Abacavir (Ziagen; Trizivir): Alrededor del 5% de los pacientes presentará una reacción alérgica que requiere la interrupción del medicamento. Si no se suspende la reacción puede ser grave, y hasta mortal. Las señales de esta reacción pueden ser erupción en la piel y uno o más de los siguientes síntomas: fiebre, náuseas, vómitos, diarrea, dolor abdominal (estomacal); cansancio excesivo, malestar, sensación general de enfermedad, garganta irritada, falta de aire, tos.

- Didanosina (DDI): Puede causar neuropatía periférica (un problema en los nervios de las manos o los pies), inflamación del páncreas—un efecto secundario grave—, y cambios en la visión. Otros efectos secundarios de la DDI incluyen diarrea, neuropatía, escalofríos o fiebre, sarpullido, dolor abdominal, debilidad, dolor de cabeza, náuseas y vómitos.

· Emtricitabine (FTC): Versión similar al Epivir, con la adición de una molécula de fluoruro. Este medicamento es bastante bien tolerado, pero en raras ocasiones se ha asociado con área de hiperpigmentación en las manos y en los pies.

· Lamivudine (3TC; Epivir): Los niños con antecedentes de tratamiento nucleósido antirretroviral, pancreatitis u otros factores de riesgo importantes para el desarrollo de la pancreatitis, deben usar este medicamento con precaución. También puede producirse una redistribución de la grasa corporal. Otras reacciones adversas pueden incluir náuseas y vómitos, diarrea, anorexia y/o disminución del apetito, malestares estomacales (dolor, retorcijones e indigestión), mareos, cansancio y/o malestar, dolor de cabeza, fiebre o escalofríos, sueños, insomnio y otros trastornos del sueño, erupciones, problemas nerviosos, depresión, tos, problemas nasales, dolor muscular y en las articulaciones.

· Stavudina (D4T; Zerit): Puede provocar daños en las terminales nerviosas de manos y pies (neuropatía periférica), así como pancreatitis (inflamación del páncreas, que puede resultar en dolor estomacal, náuseas o vómitos). Otros efectos secundarios pueden incluir dolor de cabeza, diarrea, sarpullido, náuseas y vómitos, dolores estomacales, dolores musculares, insomnio, pérdida de apetito, escalofríos o fiebre, reacciones alérgicas y trastornos de la sangre.

· Trizivir. Combinación de AZT, 3TC y Abacavir. Consulte cada medicamento para ver la descripción de efectos secundarios. El Trizivir puede causar también mareos y dolor u hormigueo en las manos o los pies.

· Zalcitabina (DDC; Hivid): Puede ocasionar una neuropatía periférica grave (hormigueo en brazos y piernas), especialmente en aquellos pacientes con casos avanzados de la enfermedad. También es causante de pancreatitis e insuficiencia hepática (la cual puede resultar mortal). Otros efectos secundarios de consideración incluyen úlceras en la boca y estomacales, insuficiencia cardíaca, cambios en la grasa corporal y reacciones alérgicas.

· Zidovudina (Retrovir, antes conocido como AZT): Puede producir supresión de la médula ósea, trastornos sanguíneos (anemia grave y bajos niveles de células en la sangre) y debilidad muscular. Otros efectos secundarios incluyen náuseas, vómitos, debilidad, dolor de cabeza, malestar general, anorexia, estreñimiento, malestar estomacal (dolor, cólicos e indigestión), dolor en las articulaciones, escalofríos, sensación de cansancio, niveles altos de enzimas hepáticas, problemas para dormir, dolor muscular y en las articulaciones, así como neuropatía (trastorno del sistema nervioso).

Hay otras combinaciones de nucleósidos coformuladas en una misma pastilla. Los efectos secundarios de éstas son similares a los efectos secundarios observados con cada una de las drogas individuales que se encuentran en la coformulación. Actualmente existen cuatro coformulaciones de nucleósidos: Combivir (Retrovir y Epivir), Epzicom (Epivir y Ziagen), Trizivir (Retrovir, Epivir y Ziagen) y Truvada (Emtriva y Viread).

### Inhibidores de la transcriptasa inversa análogos de los nucleósidos

· Tenofovir (Viread): Puede provocar diarrea, náuseas, vómitos y flatulencias (gases). Otros efectos secundarios menos comunes incluyen debilidad, inflamación del páncreas, niveles bajos de fosfato en la sangre, mareos, problemas respiratorios y erupción cutánea. Algunos pacientes han presentado problemas renales. En ciertos casos de pacientes que toman medicamentos antirretrovirales contra el VIH, se han podido apreciar cambios en la grasa corporal.

### Inhibidores de la transcriptasa inversa no análogos de los nucleósidos (NNRTIs)

Estos medicamentos funcionan de manera similar a los anteriores. Los NNRTIs (por sus siglas en inglés) incluyen:

· Mesilato de delavirdina (Rescriptor): Puede provocar erupción en la piel de la parte superior del cuerpo y los brazos, y algunas veces en el cuello y la cara. El sarpullido normalmente aparece como un enrojecimiento de la piel con ligeras protuberancias; es posible que se presente irritación. Otros efectos secundarios incluyen dolor de cabeza, náuseas, diarrea y sensación de cansancio.

· Efavirenz (Stocrin; Sustiva): La mayoría de los pacientes experimentan un alteración transitoria de las emociones, la percepción, mareos, problemas para dormir o somnolencia, problemas de concentración y/o sueños raros. Estos síntomas duran usualmente varios días, y se resuelven sin complicaciones. En algunos pacientes estos síntomas no mejoran y pueden resultar en depresión grave, pensamientos extraños, ataques de rabia, e ideas suicidas. Otros efectos secundarios incluyen, sarpullido, sensación de cansancio, malestar estomacal, vómitos, diarrea y cambios en la grasa corporal.

· Nevirapina (Viramune): puede ocasionar un sarpullido severo y hepatitis. En casos raros, los problemas en el hígado han derivado en insuficiencia hepática grave que puede requerir un trasplante y ocasionar la muerte. Otros efectos secundarios incluyen cambios en la grasa corporal.

### Inhibidores proteásicos

Estos medicamentos son agentes muy poderosos para la eliminación del virus en combinación con NRT y NNRTIs. Actúan bloqueando a la enzima de la proteasa, que el VIH usa para ensamblar las nuevas partículas virales en el citoplasma de la célula huésped. Todos los inhibidores proteásicos han sido asociados a una incidencia elevada de hemorragias en pacientes con hemofilia, intolerancia GI, glucosa elevada y aumento en los niveles de colesterol y triglicéridos, así como redistribución de la grasa corporal.

Estos medicamentos, con sus efectos secundarios, incluyen:

· Amprenavir (Agenerase): Puede causar un sarpullido agudo. Otros efectos secundarios incluyen diarrea, náuseas y vómitos, sensación de hormigueo, especialmente alrededor de la boca, y cambios en el gusto. Estos efectos son usualmente leves o moderados. Otros efectos secundarios conocidos son depresión y cambios en el estado de ánimo, cambios en la grasa corporal, convulsiones, somnolencia, ritmo cardíaco alto, y anormalidades renales y sanguíneas. Otros efectos secundarios pueden incluir alto nivel de azúcar en la sangre o diabetes, complicaciones de la diabetes, colesterol alto o nivel alto de triglicéridos. Hoy día, este medicamento ha sido mayormente remplazado por un medicamento nuevo muy parecido llamado Fosamprenavir.

· Atazanavir (Reyataz): El mayor efecto secundario es el desarrollo de hiperbilirrubinemia. Esto se refiere a la elevación de la bilirrubina indirecta en la sangre. Esta afección se considera benigna, pero dependiendo del grado de gravedad, puede causar ictericia (coloración amarilla en la piel y la esclera de los ojos que resulta de la deposición de bilirrubina en esos tejidos). En algunos pacientes con predisposición cardíaca, o que están tomando medicamentos cardiovasculares, se ha notado prolongación en algunos segmentos de la conducción cardíaca.

· Fosamprenavir (Lexiva): Esta es una versión fluorinada del Amprenavir que es mucho mejor tolerada, y se asocia con los mismos efectos secundarios del Amprenavir, con la excepción de menos síntomas de tipo gastrointestinal.

· Indinavir (Crixivan): Ciertos pacientes tratados con Crixivan han desarrollado cálculos renales y, entre algunos de éstos, los cálculos renales han originado problemas más serios en los riñones, incluyendo insuficiencia renal e inflamación de los riñones, o infección renal con capacidad de extenderse al torrente sanguíneo.

Otros pacientes tratados con Crixivan han mostrado una descomposición acelerada de los glóbulos rojos (anemia hemolítica), que en algunos casos resultó grave o mortal. Ciertos pacientes tratados con Crixivan también han tenido problemas en el hígado que resultaron mortales.

Otros efectos secundarios incluyen diabetes y alto nivel de azúcar en la sangre, aumento de la hemorragia en pacientes con hemofilia, dolores musculares fuertes y debilidad, cambios en la grasa corporal, incremento de las enzimas hepáticas, dolor abdominal, fatiga o cansancio, bajo recuento de glóbulos rojos, dolores en el costado del cuerpo, micción dolorosa, malestar general, náuseas, malestar estomacal, diarrea, vómitos, regurgitación ácida, pérdida o aumento en el apetito, dolor de espalda, dolor de cabeza; mareos, cam-

bios en el gusto, erupción cutánea, piel irritada, tono amari-
llento en la piel y/o los ojos, infección de las vías respiratorias superiores, piel reseca, garganta irritada, inflamación en
los riñones causada por el bloqueo de orina, reacciones
alérgicas, reacciones fuertes en la piel, problemas en el
corazón incluyendo infartos, derrame cerebral, hinchazón
abdominal, indigestión, inflamación de los riñones y del páncreas, dolores en las articulaciones, depresión, comezón,
urticaria, cambio en el color de la piel, pérdida del cabello,
uñas de los pies encarnadas con o sin infección, cristales en
la orina y adormecimiento de la boca.

· Lopinavir/ritonavir (Kaletra): Es una combinación de
Lopinavir y ritonavir. Los efectos secundarios más comunes
reportados son dolor abdominal, evacuaciones anormales,
diarrea, sensación de debilidad y/o cansancio, dolor de
cabeza y náuseas.

Los niños bajo tratamiento con Kaletra pueden presentar a
veces una erupción en la piel. Existe la posibilidad de que
algunos pacientes presenten problemas graves en el
hígado, al igual que pancreatitis. Algunos pacientes presentan grandes aumentos de los triglicéridos y el colesterol.
Puede producirse diabetes y un nivel alto de azúcar en la
sangre en pacientes que tomen inhibidores de la proteasa,
como Kaletra. También se han observado cambios en la
grasa corporal en algunos pacientes sometidos a terapia
antirretroviral. Algunos pacientes con hemofilia presentan
más hemorragias con los inhibidores de la proteasa.

- Mesilato de Nelfinavir (Viracept): Uno de los efectos secundarios más comunes es la diarrea. Otros efectos secundarios incluyen náuseas, gases intestinales y sarpullido. También puede producirse diabetes y alto nivel de azúcar en la sangre (hiperglucemia). Pueden ocurrir cambios en la grasa corporal en pacientes sometidos a terapia antirretroviral. Algunos pacientes con hemofilia pueden presentar más hemorragias con los inhibidores de la proteasa.

- Ritonavir (Norvir): Los efectos secundarios incluyen sensación de debilidad/cansancio, náuseas, vómitos, pérdida del apetito, dolor abdominal, cambios en el gusto, adormecimiento y hormigueo de las manos/pies o alrededor de los labios, dolor de cabeza y mareos. Existe la posibilidad de que algunos pacientes presenten problemas serios en el hígado, al igual que pancreatitis. Algunos pacientes presentan grandes aumentos de los triglicéridos y el colesterol. También puede producirse diabetes y alto nivel de azúcar en la sangre. Las reacciones alérgicas pueden ser ligeras o fuertes. Algunos pacientes con hemofilia pueden presentar más hemorragias con los inhibidores de la proteasa. Algunos pacientes con tratamiento de medicamentos anti VIH pueden presentar también cambios en la grasa corporal.

- Saquinavir (Invirase) (cápsulas de gel duro) o Fortovase (gel suave): Pueden provocar diarrea, náuseas, molestias abdominales y ardor en el estómago. Otros efectos secundarios incluyen dolor abdominal, gases intestinales, vómitos, fatiga, dolor de cabeza, dolores en el cuerpo, ansiedad, depresión, verrugas, cambios en el apetito sexual, cambios en el gusto, estreñimiento, insomnio, aumento de peso, enfermedad de las encías, adormecimiento u hormigueo, fiebre, convulsiones, irritación y sarpullido, problemas respiratorios, infección por hongos, hepatitis, sudores nocturnos, visión borrosa, dificultad al orinar, mareos, tos con sangre, hemorragia en el cerebro, úlceras, inflamación del páncreas y ritmo cardíaco acelerado. Se han presentado aumentos en pruebas de funcionamiento del hígado, diabetes, niveles altos de azúcar en la sangre y cambios en la grasa corporal.

### *Inhibidores de fusión*

Los inhibidores de fusión, uno de los tratamientos para el VIH más novedosos, impiden el acoplamiento del virus al receptor CD4 sobre la superficie de la célula. Es decir, anulan la capacidad del VIH para infectar células CD4 saludables. Éstos deben ser usados sólo con otros medicamentos contra el VIH.

· Enfuvirtida (Fuzeon): Dado que la Enfuvirtida es inyectada, puede ocasionar reacciones en el área de inyección que incluyen irritación, hinchazón, enrojecimiento, dolor o molestia, endurecimiento de la piel y protuberancias. Otros efectos secundarios pueden ser neumonía bacterial, reacciones alérgicas agudas como dificultad para respirar, fiebre con vómitos, erupción cutánea, sangre en la orina e hinchazón en los pies. Llame inmediatamente a su prestador de atención de salud en caso de que se presenten estas reacciones. Asimismo, su combinación con otros medicamentos anti-VIH puede provocar efectos secundarios adicionales como dolor y adormecimiento en los pies o las piernas, pérdida del sueño, depresión, debilidad o pérdida de fuerzas, dolores musculares, disminución del apetito, estreñimiento y problemas en el páncreas.

# 7

# INFECCIONES OPPORTUNISTAS

Si usted está infectado con el VIH, puede padecer de infecciones oportunistas, especialmente cuando su recuento de CD4 llega a menos de 200. Por definición, las infecciones oportunistas atacan a las personas que tienen un sistema inmunológico débil. Aparecen cuando el recuento de CD4 es bajo, a pesar de las medicinas, o cuando la persona seropositiva no ha recibido atención médica regular y no está tomando las medicinas que previenen el progreso de las nuevas infecciones.

Durante las dos últimas décadas, las personas infectadas con el VIH generalmente morían debido a las infecciones oportunistas. Actualmente estas infecciones son menos comunes entre las personas con VIH que están recibiendo tratamiento. Las medicinas antirretrovirales restauran la función inmunológica, lo que permite que su sistema ataque a las infecciones. Si el recuento de CD4 llega a niveles bajos peligrosos, los prestadores de atención de salud ahora tienen expe-

*Durante las dos últimas décadas del siglo pasado, las personas infectadas con el VIH generalmente morían debido a las infecciones oportunistas. Actualmente estas infecciones son menos comunes entre las personas con VIH que están recibiendo tratamiento.*

riencia en prevenir y tratar las infecciones. Las medicinas pueden usarse para prevenir una infección (lo que se llama "profilaxis"), o para tratar la infección.

Desafortunadamente, tanto las infecciones oportunistas como sus complicaciones son más frecuentes en los grupos minoritarios en Estados Unidos. La razón de esto no es que estos grupos sean más propensos, sino que no acuden al médico a tiempo, ni siquiera después de que los síntomas han estado presentes durante semanas o meses. Esta situación, la falta de tratamiento oportuno, hace que los miembros de nuestras comunidades reciban el diagnóstico y tratamiento en las fases tardías de enfermedades tratables, como la infección con VIH, cáncer, diabetes y las enfermedades del corazón.

Los latinos tendemos a recurrir al tratamiento cuando la enfermedad ya está avanzada, y frecuentemente con infecciones oportunistas ya instaladas. Esto es así aun cuando la persona recibió el diagnóstico de infección con VIH años atrás. El resultado de ignorar el diagnóstico y la necesidad de tratamiento es una muerte temprana. También es cierto que los latinos tenemos razones para desconfiar del sistema médico en países donde no hemos sido bien tratados. Aunque usted desconfíe de los médicos, no se sienta a gusto en un consultorio, o no haya ido a consultas en el pasado, debe cambiar esto si quiere salvar su vida. Debe responsabilizarse de su salud y tomar medidas que lo ayuden a mejorar. Lo está haciendo ahora mismo leyendo sobre su enfermedad, lo que le permitirá comunicarse mejor con su prestador de atención de salud y prever los problemas antes de que ocurran. Ahora su vida depende de que usted establezca una buena relación con su prestador.

*Haga que el sistema médico esté a su servicio.* Los proveedores de atención de salud que tratan pacientes con VIH, atienden a estos pacientes las 24 horas del día. Usualmente les dan un teléfono donde pueden encontrarlos a ellos o a sus colaboradores. Llámelos si se siente enfermo. El tratamiento de las enfermedades oportunistas es una emergencia, especialmente si su recuento de CD4 es de menos de 200. La amenaza que dichas enfermedades representan es otra razón para buscar el mejor cuidado médico. *Otros pacientes han aprendido a tomar la iniciativa de su cuidado médico. Usted también lo puede hacer.*

Las infecciones oportunistas son enfermedades que una persona sana derrota fácilmente. Quien tiene un sistema inmunológico defectuoso, como los pacientes con VIH o los que están siendo sometidos a quimioterapia, tienen pocas defensas naturales contra ellas. Las infecciones oportunistas son causadas por bacterias, hongos, parásitos y virus que se encuentran normalmente a nuestro alrededor. Producen enfermedades entre los pacientes con VIH porque el sistema inmunológico no es capaz de pelear contra ellas. Algunas de las enfermedades oportunistas como la moniliasis, candidiasis de la boca y la garganta, son simplemente molestias. Otras, como la neumonía del citomegalovirus, pueden ser mortales si no se tratan.

Cuando usted contrae una infección oportunista, está recibiendo una señal de que su sistema inmunológico no puede derrotar la infección. Las infecciones oportunistas o un recuento de CD4 de 200 o menos, revelan que su enfermedad ha evolucionado y se ha transformado en SIDA. Las infecciones deben tratarse y usted debe hacer lo que pueda para aumentar su recuento de CD4 mediante las medicinas antirretrovirales y el mejor cuidado personal posible. A medida que su recuento de CD4 aumenta a más de 200, el riesgo de infecciones oportunistas disminuye.

En sus primeras visitas, su médico le hará pruebas para saber si se ha expuesto a alguna de las enfermedades oportunistas más comunes. Puede obtener resultados positivos en algunas pruebas. ¡No se alarme! El médico le explicará que las pruebas simplemente muestran si ha estado expuesto al germen en el pasado, y no que actualmente está infectado. Dependerá del germen y del estado de su sistema inmunológico que reciba o no tratamiento.

Hace 20 años, antes de que se volviera común el tratamiento en las primeras etapas, muchos de quienes padecían VIH morían a causa de la neumonía ocasionada por el citomegalovirus. Otras personas sufrían infecciones de la sangre y del hígado. Hoy estas enfermedades son raras en los Estados Unidos y en otros países "desarrollados", pero todavía son comunes en países donde la atención médica y el uso de medicinas son inadecuados. Para la mayoría

> *El médico le explicará que las pruebas simplemente muestran si ha estado expuesto al germen en el pasado, y no que actualmente está infectado.*

de los pacientes en Estados Unidos, el uso de las medicinas antirretrovirales ha cambiado el curso de la enfermedad y el pronóstico de los pacientes con VIH y SIDA.

*Si su recuento de CD4 baja a menos de 200, usted es más vulnerable a las infecciones oportunistas; aun si no tiene síntomas, su médico probablemente le recetará antibióticos u otras medicinas que prevengan las infecciones.* Algunas de las nuevas medicinas pueden tener efectos secundarios como erupciones, malestar en el abdomen y diarrea. La investigación ha demostrado que es mejor tomar las medicinas. Los beneficios superan con creces a los riesgos.

Aquí hablamos sobre las infecciones oportunistas más comunes. Si nota alguno de estos síntomas en usted o en otras personas con VIH, acuerde inmediatamente una cita con el médico. A continuación explicaremos otras infecciones que pueden afectar a las personas seropositivas. El Centro para el Control de Enfermedades de los Estados Unidos no las define como infecciones oportunistas. A continuación le presentamos otras infecciones que pueden afectar a las personas seropositivas. El Centro para el Control de Enfermedades de los Estados Unidos no las define como infecciones oportunistas.

## INFECCIONES OPORTUNISTAS COMUNES

CITOMEGALOVIRUS (CMV). Puede atacar a los ojos, los pulmones, el tracto gastrointestinal o el sistema nervioso. Ocurre cuando el recuento de CD4 es de menos de 50. La enfermedad ocular puede producir ceguera, pero si se descubre a tiempo, puede tratarse. El oftalmólogo, como hemos dicho, es el mejor profesional para hacer el diagnóstico; él puede detectar la enfermedad antes de que dañe la visión. El examen oftalmológico siempre debe hacerse cuando su recuento de CD4 es de 100 o menos. También debe informar a su médico sobre cualquier cambio que note en su visión.

SARCOMA DE KAPOSI. Es un cáncer de la piel. Causa una protuberancia en la piel que es de color púrpura en los individuos de piel clara y de color café en los individuos de piel oscura. Puede aparecer en la cara, en las piernas o los pies, en el área genital, o en el pecho. En la boca, aparece como un abultamiento rojo en el paladar. También puede aparecer en las encías, la lengua o las amígdalas. Puede asociarse con herpes. El organismo causante a menudo infecta las células de las venas y las arterias y produce lesiones cancerosas.

Complejo del micobacterium avium, o CMA. Ocurre cuando el conteo de CD4 desciende a menos de 50. Es producido por un organismo que se encuentra en muchos lugares. En los seres humanos causa neumonía y una infección localizada en la sangre del sistema digestivo. Los síntomas incluyen fiebre alta, dolor abdominal, diarrea, marcada pérdida de peso y fatiga severa. Se trata con antibióticos o combinaciones de antibióticos hasta la desaparición de los síntomas. También se pueden dar antibióticos para prevenir la infección. Neumonía del Pneumocystis carinii (PCP, por sus siglas en inglés). Esta infección de los pulmones es causada por protozoarios y es más común cuando el conteo de CD4 es de 200 o menos, si la persona no está tomando antibióticos. Las manifestaciones comienzan con una fiebre baja, dificultades respiratorias durante el ejercicio, y tos seca. Estos síntomas aumentan en uno a tres días y se convierten en serias dificultades para respirar, aun sin estar en movimiento, junto con fiebre y fatiga. La PCP es una enfermedad que puede ser mortal y requiere una visita inmediata a la sala de emergencias o a la clínica. Se previene y se trata con antibióticos. Si usted reconoce los síntomas en alguien que tiene VIH, llévelo de inmediato a un servicio de emergencia.

Toxoplasmosis. Esta enfermedad se presenta cuando el recuento de CD4 es de menos de 100. Es causada por un organismo unicelular, un protozoo. Vive latente en el suelo, en la materia fecal de los gatos, y a veces en frutas y vegetales frescos. No es peligrosa para las personas sanas. Sin embargo, cuando ataca a quienes padecen VIH, puede causar una infección cerebral grave. Las manifestaciones pueden incluir confusión mínima o moderada, y cambios de la personalidad. Es posible que los pacientes se quejen de debilidad facial, o en una mano o un pie. Se trata con medicinas que deben tomarse de por vida, aunque el tratamiento prolongado es con dosis más bajas, que previenen que sea recurrente.

Para ayudar a evitar que se convierta en recurrente:

· Use una mascarilla y guantes cuando limpie materia fecal de gatos, o pida que alguien lo haga por usted.

· Use guantes si trabaja en el jardín.

· Lave las frutas y las verduras frescas antes de consumirlas.

Las medicinas que tratan la toxoplasmosis pueden causar en el paciente una disminución en los niveles de Vitamina B encontrada normalmente en la dieta. Por esa razón, los pacientes que reciben tratamiento para toxoplasmosis también reciben un suplemento de vitaminas B.

Tuberculosis o TB. Ocurre a cualquier nivel de CD4. La tuberculosis es causada por una microbacteria conocida como bacilo, y usualmente infecta los pulmones, causando tos, fiebre, sudores y, eventualmente, tos con sangre. Usted se puede contagiar de una persona con TB que esté tosiendo o estornudando.

La TB se puede contraer fácilmente en las prisiones, en refugios y en cualquier parte donde haya personas en contacto cercano. Toda persona con VIH cuya prueba de tuberculosis resultó positiva será tratada por dicha enfermedad.

La TB puede también infectar a otros órganos. Esta enfermedad es curable pero el tratamiento toma tiempo. Las drogas pueden matar a la bacteria sólo cuando la bacteria se está reproduciendo. Este es un proceso lento, y por lo tanto el tratamiento es prolongado. La tuberculosis activa se trata tomando cuatro agentes contra el bacilo durante dos o tres meses, y luego tres antibióticos durante nueve a doce meses. La tuberculosis inactiva, que significa que las pruebas resultaron positivas pero usted no tiene la enfermedad activa (esto se demuestra con un examen radiológico del tórax negativo y un esputo negativo para TB), se trata con una droga, isoniazida (INH), durante un año.

La Moniliasis o Candidiasis se produce con cualquier recuento de CD4 y también durante el período primario. La infección de la boca no se considera una infección oportunista, según los Centros para el Control de Enfermedades de EE.UU. (CDC), aunque las infecciones vaginales repetidas sí lo son. Aun así, la moniliasis de la boca rara vez se observa entre personas con un sistema inmunológico sano y fuerte. Con frecuencia es la primera manifestación de que la persona está infectada con el VIH.

La moniliasis es causada por el crecimiento excesivo de un pequeño organismo presente en la boca de cada persona. Usualmente está controlado por el sistema inmunológico. Con el VIH, el organismo crece y aparece como pequeños puntos blancos en la lengua y dentro de la boca. Los puntos son confluentes y causan irritación. Usted puede tener una irritación de la garganta. La enfermedad puede avanzar al esófago y volverse muy grave. Los problemas del esófago requieren tratamiento con medicinas antifungales poderosas.

Si usted u otra persona conocida ha tenido moniliasis bucal y no se ha hecho la prueba para el VIH, debe hacérsela. La moniliasis puede aparecer a las pocas semanas de haberse expuesto al VIH (vea "Síndrome primario del VIH" en el capítulo I).

El mismo organismo produce la candidiasis vaginal, que es muy común. Pero si usted o una amiga han tenido más de cinco en un año, deben hacerse la prueba de VIH. La infección causa comezón y escozor en la vagina, y está acompañada por una secreción de color blanco. Se trata con cremas que se introducen en la vagina o con medicinas orales.

El mismo organismo produce la candidiasis del esófago, el tubo que conecta la boca con el estómago. Se caracteriza por dificultad para tragar y dolor al hacerlo. Los pacientes usualmente pueden indicar el lugar por donde la comida "no puede pasar" o causa dolor. Con instrumentos, los prestadores pueden identificar el área blanca de crecimiento del organismo en el esófago. El tratamiento puede requerir hospitalización, pero en la mayoría de los casos se puede tratar en forma ambulatoria con medicinas antifungales poderosas.

La Meningitis producida por criptococos usualmente se produce con recuentos de CD4 de 100 o menos. El criptococo es un hongo que generalmente se encuentra en la tierra y que, cuando entra al cuerpo, viaja a la médula espinal. Esta enfermedad causa fiebre y un dolor de cabeza que se agudiza con el tiempo y se torna extremadamente severo, seguido por náuseas y vómitos. Los síntomas comienzan en un período de unas pocas horas después de la infección. La enfermedad es muy peligrosa y requiere tratamiento en el hospital. El diagnóstico y el tratamiento son un proceso serio que requiere hacer una punción lumbar y sacar parte del fluido que causa presión en el cerebro. Usted recibirá Amfotericina B intravenosa y luego Diflucan oral a fin de evitar que la situación se vuelva recurrente.

# OTRAS INFECCIONES COMUNES

El herpes Zoster ocurre con cualquier recuento de CD4. Es una reactivación de la varicela que tuvo durante la infancia. El virus ha estado latente en las raíces nerviosas y despierta cuando su sistema inmunológico está débil. Puede ser muy doloroso, pero se puede tratar con medicinas.

Las infecciones de la piel son muy comunes con el VIH, y se vuelven más problemáticas con recuentos de CD4 de 200 o menos. Usualmente, son producidas por estafilococos o estreptococos y se pueden tratar con antibióticos locales u orales.

Los hongos de la piel, incluyendo los que infectan las uñas, hacen que éstas se tornen amarillas, se debiliten, después se ennegrezcan y se caigan. Los hongos de la piel pueden ocurrir con cualquier recuento de CD4, como resultado de infecciones del lecho de las uñas ocasionadas por los mismos hongos. Las cremas y las pastillas antifungales usualmente producen buenos resultados, pero el tratamiento puede durar meses.

La enfermedad de la uña de gato o angiomatosis bacilar ocurre con cualquier recuento de CD4. Después de que una persona es arañada por un gato, la infección causa drenaje linfático en el área. La afección causa ampollas en la piel a lo largo de las venas. Se trata fácilmente con Eritromicina.

El molusco contagioso es una infección viral que causa pequeñas protuberancias blancas como perlas en la cara o en el tronco, especialmente en las áreas que se afeita. Ocurre con cualquier recuento de CD4, pero puede ser más grave con conteos de CD4 de 100 o menos, y usualmente desaparece con terapia antirretroviral. Normalmente la enfermedad es limitada y no necesita tratamiento específico.

La leucoplaquia oral afecta los lados de la lengua y usualmente ocurre con recuentos de CD4 de 100 o menos. Luce como una placa blanca grisácea en la lengua, semejante a las agallas de los peces, que no se puede quitar fácilmente. Se ha asociado con el virus de Epstein-Barr. El tratamiento del VIH con ARVs es el mejor curso de acción.

Recuerde, estas enfermedades son mucho menos frecuentes que hace 10 años, y se pueden tratar efectivamente si se diagnostican temprano.

# 8

# SIDA

Debido a que los prestadores de atención de salud y los pacientes han aprendido tanto en los últimos años sobre cómo proporcionar un buen cuidado médico, el SIDA se ha vuelto menos común entre las personas infectadas con el VIH. Sin embargo, todavía ocurre. Definido estrictamente, el SIDA significa un recuento de CD4 de 200 o menos o una infección oportunista en un paciente positivo para VIH. Si ese paciente es usted, no se desespere. No pierda la esperanza. Podrá recuperarse y lograr que su sistema inmunológico funcione de nuevo si se cuida y toma rigurosamente los medicamentos adecuados.

Su médico tratará en primer lugar de lograr que su sistema inmunológico funcione de nuevo para que usted no sea tan vulnerable. Esto puede requerir que empiece a tomar las medicinas antirretrovirales. Si ya las está tomando, es posible que deba cambiar las medicinas. Al mismo tiempo, hay medicinas para prevenir y tratar las infecciones oportunistas. En esta forma, aun si su recuento de CD4 es bajo, la atención médica le permitirá vivir libre de infecciones oportunistas.

Como mencionamos en el capítulo 6 al referirnos a las medicinas antirretrovirales, hay otros compuestos como la Interleukina, que pertenecen a una clase de medicinas llamadas "inmunopotenciadoras". Estos compuestos sirven de apoyo al sistema inmunológico cuando ya no funciona bien. En combinación con las medicinas antirretrovirales, la Interleukina puede aumentar considerablemente su recuento de CD4 y restaurar la función inmunológica en el paciente que prácticamente la ha perdido. La Interleukina todavía no se considera un tratamiento habitual, pero se está usando experimentalmente.

Si concurre a sus citas regularmente, usted y su médico van a reconocer las señales si su recuento de CD4 estuviera descendiendo a niveles peligrosos. Es lamentable que en nuestra comunidad latina haya personas que concurren a la clínica o a la sala de emergencias para hacerse pruebas de VIH recién cuando ya están infectados con SIDA. La prueba resulta positiva y las pruebas en la sangre muestran un recuento de CD4 de 200 o menos. O, con demasiada frecuencia, la persona se presenta en la sala de emergencia debido a una tos persistente y seca, y dificultades respiratorias. Se descubre entonces que tiene tanto SIDA como neumonía Pneumocystis carinii.

Si esto le está pasando a usted o a un amigo, no se angustie. Todavía tiene una buena oportunidad de recuperar la fuerza de su sistema inmunológico si toma las medicinas antirretrovirales de acuerdo con sus instrucciones y se cuida. Especialmente si nunca ha tomado las medicinas antirretrovirales, es muy posible que el tratamiento restituya su recuento de CD4 a una zona de seguridad más alta. Si logra elevar su recuento de CD4 a más de 200, disminuirá la probabilidad de tener una infección oportunista.

Es raro hoy en día en Estados Unidos detectar el SIDA en personas blancas de clase media que están infectadas con el VIH. Pero el SIDA todavía afecta a los latinos. Esto no se debe a que las medicinas sean menos efectivas o a que este grupo contraiga la enfermedad más fácilmente. Esto sucede porque los hispanos no recurrimos a tiempo a los tratamientos que tenemos a nuestro alcance. Los prestadores de atención de salud y las clínicas están dispuestos a ayudarnos en Estados Unidos y en otros países que ofrecen acceso a atención médica sin que la falta de dinero sea un impedimento.

Todos sabemos que los latinos tardamos en recurrir a los médicos y a las clínicas. Esta verdad es todavía más real cuando la enfermedad es la infección con el VIH, porque hay entre nosotros más estigma contra ella, como lo hay contra ser homosexual, transexual o adicto a drogas. Mientras no hablemos sobre todos estos temas y continuemos temerosos de enfrentarlos, el SIDA continuará afectándonos.

No permita que estas ideas equivocadas se conviertan en una barrera para que busque atención médica. Dé el primer paso y encontrará profesionales que quieren ayudarlo, que quieren ofrecerle orientación y apoyo y que le ayudarán a confrontar cualquier idea equivocada o vergüenza que tenga sobre el VIH. Esta infección no es diferente de cualquier otra enfermedad grave, como el cáncer. Si usted o su ser querido se enferma, merece el mejor tratamiento, lo mismo que si sufriera cualquier otra enfermedad grave.

## VIVIR CON SIDA

Con un recuento de CD4 de 200 o menos, usted tiene un riesgo alto de infecciones oportunistas, como la neumonía del Pneumocystis carinii y la toxoplasmosis. Las infecciones oportunistas afectan a personas cuyo sistema inmunológico es débil (vea el capítulo 7 sobre infecciones oportunistas).

Con un recuento tan bajo de CD4, su estado salud declina y con frecuencia sufrirá al mismo tiempo de una marcada pérdida de peso y de diarrea crónica. Hoy en día, estos problemas no son comunes entre los pacientes que están recibiendo tratamiento. En partes del mundo donde el cuidado necesario todavía no se puede obtener, los antiguos problemas continúan. Estos problemas solamente existen en Estados Unidos entre los pacientes que se niegan la posibilidad de un tratamiento con medicinas antirretrovirales.

Las medicinas son efectivas, pero usted debe ayudar. Debe procurarse el mejor cuidado posible y vigilar su salud constantemente. Necesita estar en contacto con su médico, y saber a quién llamar en caso de emergencia.

*En el capítulo 4 nos referimos al grupo de apoyo y a la importancia que éste tiene para usted. Si todavía no se ha integrado a uno, es el momento de hacerlo. Sus necesidades pueden aumentar si la enfermedad se agrava o si contrae una infección oportunista.*

En el capítulo 4 nos referimos al grupo de apoyo y a la importancia que éste tiene para usted. Si todavía no se ha integrado a uno, es el momento de hacerlo. Sus necesidades pueden aumentar si la enfermedad se agrava o si contrae una infección oportunista. Si su familia y sus amigos no pueden ayudarlo, consulte con su trabajador social, con los grupos de apoyo para pacientes con SIDA y con su sacerdote o pastor.

## SÍNTOMAS A LOS QUE DEBE PRESTAR ATENCIÓN

Es posible que se sienta más cansado que de costumbre. Algunos síntomas son señales de alarma que le indican que debe ver a su médico enseguida. Los siguientes síntomas indican que usted tiene una infección oportunista o que el virus está avanzando rápidamente:

- Fiebre de 101° F (38,3° C) o más alta durante más de dos días
- Tos seca o con flema, que dura más de dos días
- Dificultades respiratorias cuando hace ejercicio
- Dolor de cabeza que empeora al cabo de unas horas y que usted siente como el peor dolor de cabeza de su vida, especialmente si está acompañado por fiebre
- Debilidad facial, en una mano o en un pie
- Cambios en la visión, pérdida de la visión, visión doble
- Diarrea persistente, náusea o vómitos, especialmente con sangre visible

## CÓMO PREVENIR LAS INFECCIONES

Con un recuento de CD4 de 200 o menos, como hemos dicho, usted es vulnerable a toda clase de infecciones. Es aconsejable lavarse las manos después de haber estado en lugares públicos a fin de prevenir resfriados e influenza.

Usted debe también:

- Evitar la manipulación de materia fecal de gatos así como la manipulación de carne cruda de cualquier clase, incluyendo pescado, a fin de reducir la posibilidad de contraer parásitos
- Usar guantes cuando se exponga a la tierra, como cuando trabaja en el jardín
- Beber agua embotellada cuando salga de campamento o viaje a otros países
- Usar ropa recién lavada para evitar infecciones de la piel
- Bañarse regularmente

*Con un recuento de CD4 de 200 o menos, como hemos dicho, usted es vulnerable a toda clase de infecciones. Es aconsejable lavarse las manos después de haber estado en lugares públicos a fin de prevenir resfriados e influenza.*

Puede tener ataques más frecuentes y fuertes de herpes oral o genital, infecciones de hongos, infecciones de la piel, o candidiasis de la boca o de la vagina. Ni el herpes, ni las infecciones de hongos son mortales, pero producen molestias continuas. (Para su tratamiento, vea el capítulo 7). Para ayudarle a prevenir algunas infecciones oportunistas, incluyendo neumonía del Pneumocystis carinii, toxoplasmosis, neumonía producida por bacterias y el complejo de micobacterium avium, su médico le puede dar antibióticos diarios (vea el capítulo 7).

## RECONSTRUCCIÓN DE SU SISTEMA INMUNOLÓGICO

Si usted ya tiene una infección oportunista y está siendo tratado para el VIH con medicinas antirretrovirales por primera vez, puede experimentar un agravamiento pasajero de los síntomas producidos por la infección oportunista. Esto se debe a que hasta ahora su sistema inmunológico había estado demasiado débil para atacar las infecciones. Cuando su sistema inmunológico mejora después de que usted toma las medicinas antirretrovirales, manda más glóbulos blancos al lugar de la infección, lo que resulta en los nuevos síntomas (por ejemplo, la retinitis producida por el citomegalovirus).

Cuando recibe tratamiento antirretroviral con un recuento de CD4 de 50 o menos, es posible que se sienta débil, especialmente en cuanto a su capacidad de realizar cualquier actividad física, hasta un punto en que pueda necesitar ayuda para cocinar, lavar o limpiar la casa. Prevea la necesidad de más descanso, con más siestas, quizás de entre 30 y 90 minutos. Si debido a su falta de fortaleza física debe dejar lo que está haciendo y descansar, hágalo. Siéntase con la libertad para ahorrar energía.

Recuerde que con un recuento de células CD4 de 0, todavía puede recuperar su energía con la ayuda de la terapia antirretroviral. Entre muchos de los pacientes en fases avanzadas, especialmente aquellos que no habían usado medicina antirretroviral anteriormente, el tratamiento reduce la carga viral hasta niveles indetectables y aumenta el recuento de CD4. Aun en los pacientes con poca respuesta en la carga viral y en el recuento de CD4, la enfermedad evoluciona más lentamente cuando toman las medicinas antirretrovirales.

# 9

# LAS LATINAS Y EL VIH

Las cifras para el período comprendido entre 1993 y 1999 muestran la expansión del SIDA entre los latinos en Estados Unidos. En 1993, los latinos representábamos el 18% de las personas vivas con SIDA, mientras que en 1999 el porcentaje aumentó al 20%. En comparación, los blancos no latinos representaban en 1996 el 46% de la población viva con SIDA, pero solamente el 38% en 1999.

Las mujeres representan el 19% de la cifra acumulada de casos de SIDA entre los hispanos en Estados Unidos, pero llegaron a representar el 23% de los casos informados en el año 2000.

En Estados Unidos, una mayor cantidad de latinas están infectadas con VIH en comparación con otras mujeres, a excepción de las afroamericanas. En 2002, se informó que 1 de cada 3,000 mujeres blancas, 1 de cada 400 latinas, y una de cada 160 afroamericanas eran seropositivas. Las causas principales son dos: 1) Infección contraída a través de contactos heterosexuales (47%), y 2) Infección contraída a través de jeringas compartidas (40%). Entre las mujeres afroamericanas, el SIDA es la cuarta causa de muerte entre los 25 y 44 años de edad, y en trece ciudades en Estados Unidos es la primera causa de muerte. No queremos emular estas cifras.

El capítulo 11 habla sobre la adicción a drogas. Aquí queremos hablar sobre la infección resultante de relaciones sexuales. Las mujeres que tienen una relación a largo plazo quieren confiar en la otra persona, de manera que no creen que corren el riesgo de contraer la enfermedad. Pero así es. Es mejor pensar que a pesar de que la relación funcione, usted está teniendo relaciones con todas las personas con las que su pareja estuvo anteriormente. Por esto debe tomar la iniciativa para insistir en que ambos se hagan la prueba del VIH.

*Aun el compañero más afectuoso puede haber corrido riesgos en el pasado, antes de conocerla a usted, riesgos de los que a veces no se acuerda. Debido a la actitud social en contra de la promiscuidad, las drogas inyectables y la homosexualidad, es posible que un hombre sienta vergüenza de decirle que usted puede correr peligro.*

Aun el compañero más afectuoso puede haber corrido riesgos en el pasado, antes de conocerla a usted, riesgos de los que a veces no se acuerda. Debido a la actitud social en contra de la promiscuidad, las drogas inyectables y la homosexualidad, es posible que un hombre sienta vergüenza de decirle que usted puede correr peligro. Durante los primeros años de la campaña contra el VIH y SIDA, uno de los mensajes más poderosos era "el silencio es la muerte". Todavía es cierto: el silencio es la razón por la que la epidemia ha llegado a muchas mujeres. A veces, las latinas descubren que son seropositivas después de que están embarazadas.

Por supuesto, es difícil preguntarle a un hombre sobre su vida sexual pasada. Usted no necesita todos los detalles. Sin más preguntas, deben acordar que ambos se van a hacer el examen.

Ahora, cuando hay más libertad sexual, las latinas deben tomar la iniciativa para cuidarse a la hora de tener relaciones sexuales. Si bien para muchas mujeres y para muchos hombres es difícil hablar sobre el VIH y sobre las relaciones sexuales seguras, usted debe aprender a ser fuerte. Esta es la mejor protección para usted, para el niño que pueda venir y aun para su compañero, que puede no saber que está infectado.

## SI USTED YA TIENE LA INFECCIÓN PERO NO ESTÁ EMBARAZADA

Si usted tiene el VIH y no está embarazada, su tratamiento y los posibles problemas con las medicinas serán los mismos que en el tratamiento de los hombres. Aunque todavía nos queda mucho que aprender sobre las mujeres con VIH/SIDA, la experiencia hasta ahora ha sido que el virus evoluciona en las mujeres que no están embarazadas de la misma manera que evoluciona en los hombres, y que las mujeres responden tan bien a las medicinas antirretrovirales como los hombres. La única diferencia que hemos encontrado hasta ahora es que las mujeres a menudo tienen un recuento de CD4 más bajo que los hombres en la misma fase de la infección. En otras palabras, una mujer que ha tenido el VIH durante 10 años puede tener un promedio más bajo de CD4 que un hombre que ha tenido el VIH por el mismo tiempo. Usted debe percatarse de esta pequeña diferencia.

Usted puede descubrir que, con el VIH, sus ciclos menstruales son irregulares, el flujo de sangre puede ser abundante o muy ligero, y puede haber sangrado a mitad del ciclo. Algunas drogas, incluyendo aquellas que se usan para las infecciones oportunistas, también pueden causar irregularidades menstruales.

Hable con su médico si usted tiene:

- Sangrado menstrual abundante que después del cual queda débil o anémica,
- Sangrado constante, o
- Sangrado repentino a mitad del ciclo.

Es posible administrarle una medicina diferente que no le cause estos problemas. En algunos casos se prescriben medicinas anticonceptivas que regulan el flujo menstrual. Su conversación con su médico le permitirá corregir irregularidades molestas y posiblemente peligrosas que se pueden tratar fácilmente.

Es posible que sufra más infecciones vaginales o herpes que en el pasado. Estas enfermedades no son mortales, pero pueden ser muy molestas. Mencióneselas a su médico de manera que puedan ser tratadas. La candidiasis resulta del crecimiento excesivo de un organismo que existe naturalmente en la vagina. Pueden tratarse con cremas vaginales o pastillas. Si usted experimenta este problema repetidas veces, puede tomar medidas preventivas, que a veces incluyen el uso de ropa interior de algodón con pantalones cómodos o faldas amplias. La candidiasis puede ocurrir, más frecuentemente en las mujeres que en los hombres, en la boca, la garganta, y el esófago. La candidiasis bucal se puede tratar con medicinas locales. La del esófago es más grave y requiere medicinas orales y a veces antifungales intravenosos.

Las mujeres con el VIH están más expuestas a sufrir verrugas genitales y cáncer del cuello del útero. *El cáncer del cuello uterino es una enfermedad grave que pone su vida en peligro. Es necesario que se haga un estudio de citología vaginal por lo menos una vez al año.*

Este examen permite examinar las células para identificar anormalidades. El virus del papiloma humano (VPH) necesita vigilancia, no solamente porque causa verrugas, sino porque también se ha asociado al cáncer de cuello uterino.

## MEDICINAS ANTICONCEPTIVAS

Si usted tiene el VIH, proteja a su compañero con el uso de condones de látex. O quizás prefiera usar un condón femenino. En cualquiera de las dos formas, el condón le ayuda a protegerse de nuevas infecciones con el VIH y de otras enfermedades de transmisión sexual.

Usted y su médico pueden pensar en el uso de otras medidas anticonceptivas además de los condones. Algunas medicinas que se usan con los pacientes que tienen el VIH pueden reducir la eficacia de las medicinas anticonceptivas, las que deben reajustarse en forma adecuada.

## SI USTED TIENE EL VIH Y ESTÁ EMBARAZADA

Si usted tiene el VIH y está embarazada, tiene las mismas opciones que cualquier otra mujer con acceso a la medicina actual:

- Puede mantener su embarazo. Con tratamiento, puede disminuir considerablemente la probabilidad de que su niño tenga el VIH. Aunque ninguno de estos medicamentos ha sido aprobado para el uso durante el embarazo, los beneficios de someterse a terapia después del primer trimestre sobrepasan los riesgos de complicaciones y de transmitir el virus a su bebé. Algunos de los medicamentos usados más frecuentemente durante el embarazo incluyen: AZT, 3TC, Neverapina (Viramune®) y la Nelfinavir. Actualmente se recomienda que toda mujer embarazada reciba tratamiento con terapia combinada independientemente de su recuento de CD4, para proteger al bebé.
- Puede dar a luz y dar al niño en adopción.
- Puede interrumpir el embarazo.

Usted se enfrenta a una decisión difícil, pero debe tomarla. Escuche los consejos a otros, pero no olvide que es su decisión. Aun si decide interrumpir el embarazo, debe decirle a su médico que está embarazada. Es posible que haya que cambiar las medicinas contra el VIH, y el médico querrá ayudarle con sus problemas.

Si decide tener el niño, debe saber que puede contagiarle el VIH, especialmente durante el parto o con la leche materna.

Sin embargo, usted puede tomar medicinas antirretrovirales que le ayudarán a estar bien y que disminuirán la probabilidad de que su niño contraiga el VIH.

Las medicinas antirretrovirales se recomiendan para mujeres embarazadas cuando el recuento de CD4 es 350 o inferior. Probablemente se le administre un "cóctel" de tres medicinas, como se describe en el capítulo 6.

Los efectos de las medicinas en el feto aún no se conocen bien, y la mayoría de lo que sabemos deriva de estudios en animales. Hay tablas que permiten establecer el riesgo de defectos congénitos o cáncer en el niño.

*Si decide tener el niño, debe saber que le puede contagiar el VIH, especialmente durante el parto o con la leche materna.*

Aunque hay algunos riesgos, la mayoría de las mujeres y de los fetos toleran el cóctel sin problemas. La investigación continúa, pero hasta ahora los expertos creen que es mejor tanto para la madre como para el feto que la madre tome las medicinas antirretrovirales, como tratamiento y como un medio de evitar la transmisión.

Hable con su médico cuanto antes. Lo más probable es que la anime a tomar las medicinas antirretrovirales.

El cóctel generalmente se empieza después de los primeros tres meses del embarazo. Cuando se aproxima el parto, su médico puede cambiar la combinación de medicinas o darle AZT solamente. Si toma medicinas antirretrovirales durante los últimos seis meses del embarazo y durante el parto, el riesgo de que su niño tenga VIH baja a menos del 5%.

# TABLA 23. DATOS PRECLÍNICOS Y CLÍNICOS SOBRE EL USO DE MEDICAMENTOS ANTIRRETROVIRALES DURANTE EL EMBARAZO

| Medicamento antirretroviral | Categoría de embarazo de la FDA* | Paso placentario [Coeficiente recién nacido: medicamento materno] | Estudios de carcinogenia a largo plazo en animales | Teratógeno en roedores |
|---|---|---|---|---|
| zidovudine*** | C | Si (seres humanos) [0.85] | Positivo (roedores, tumores vaginales) | Positivo (dosis casi letal) |
| zalcitabine | C | Si (rhesus) [0.30–0.50] | Positivo (roedores, linfomas tímicos) | Positivo (hidrocéfalo con dosis elevada) |
| didanosine | B | Si (seres humanos) [0.5] | Negativo (sin tumores, estudio longitudinal en roedores) | Negativo |
| stavudine | C | Si (rhesus) [0.76] | Positivo (roedores, tumores en el hígado y la vejiga) | Negativo (pero disminuye el calcio en el hueso del esternón) |
| lamivudine | C | Si (seres humanos) [~1.0] | Negativo (sin tumores, estudio longitudinal en roedores) | Negativo |
| abacavir | C | Si (ratas) | No concluido | Positivo (anasarca y malformaciones esqueléticas con 1000 mg/kg [35 x exposición humana] durante la organogénesis) |
| saquinavir | B | Desconocido | No concluido | Negativo |
| indinavir | C | Si (ratas) ("Significativo" en ratas, bajo en conejos) | No concluido | Negativo (pero costillas adicionales en ratas) |
| ritonavir | B | Si (ratas) [feto en el periodo intermedio de gestación, 1.15; feto en el periodo tardío de gestación, 0.15-0.64] | Positivo (roedores, tumores hepáticos) | Negativo (pero criptorquidismo en ratas)*** |
| nelfinavir | B | Desconocido | No concluido | Negativo |
| amprenavir | C | Desconocido | No concluido | Positivo (alargamiento tímico; osificación incompleta de los huesos; bajo peso corporal) |
| lopinavir/ ritonavir | C | Lopinavir – si (ratas) [0.08 a 6 hrs. post dosis] | Lopinavir no concluido. Ritonavir véase más arriba | Negativo (pero retraso en la osificación esquelética y aumento en las variaciones esqueléticas en ratas con dosis tóxicas maternas) |
| nevirapine | C | Si (seres humanos) [~1.0] | No concluido | Negativo |
| delavirdine | C | Si (ratas) [feto en el periodo intermedio de gestación, sangre, 0.15; feto en el periodo tardío de gestación, hígado 0.04] | Positivo (roedores, tumores hepáticos y en la vejiga) | Comunicación interventricular |
| efavirenz | C | Si (monos cinomolgus, ratas, conejos) [~1.0] | No concluido | Anencefalia; anoftalmia; microftalmia (monos cinomolgus) |

* Las categorías de embarazo según la FDA son:
A–Estudios adecuados y bien controlados en mujeres embarazadas no demuestran un riesgo para el feto durante el primer trimestre de embarazo (y no hay indicios de riesgo durante los trimestres posteriores);
B–Los estudios de reproducción animal no demuestran un riesgo para el feto y no se han concluido estudios adecuados y bien controlados de mujeres embarazadas;
C–No se ha determinado la seguridad en el embarazo humano, los estudios en animales han indicado un riesgo fetal o no se han concluido, y el medicamento no debe utilizarse a menos que el beneficio potencial supere el riesgo potencial para el feto;
D–Indicios positivos de riesgo fetal en seres humanos basados en datos de reacción adversa en datos de experiencias de investigación o mercadeo, pero los potenciales beneficos del uso del medicamento en mujeres embarazadas pueden ser aceptables a pesar de los riesgos potenciales;
X–Los estudios realizados en animales o los informes de reacciones adversas han indicado que el riesgo asociado con el uso de este medicamento en mujeres embarazadas supera cualquier posible beneficio.

** A pesar de cierto datos de animales que muestran teratogenia potencial de ZDV cuando se administra dosis casi letales a roedores preñados, se dispone de bastantes datos sobre seres humanos que indican que el riesgo para el feto, si lo hubiera, es sumamente bajo cuando se administra a mujeres embarazadas después de la semana 14 de gestación. El seguimiento hasta los seis años de edad de 734 niños nacidos de mujeres infectadas del VIH que tuvieron exposición en el útero a ZDV no ha demostrado el desarrollo de ningún tumor (184).
Sin embargo, no se dispone de datos de seguimiento más prolongado para efectos tardíos.

*** Estos efectos se han observado sólo con dosis tóxicas maternas.

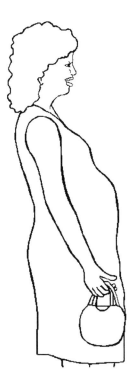

Aun si usted espera hasta los últimos meses del embarazo, todavía puede reducir la probabilidad de la transmisión si toma las medicinas. Aunque no las tome hasta el momento del parto, la probabilidad de transmisión al niño se reduce a la mitad. Claramente vale la pena tomarlas.

Muchas mujeres aceptan el tratamiento, de manera que en este momento la mayoría de los niños nacidos de mujeres con VIH no tiene la infección. Desafortunadamente casi todos los niños nacidos con VIH son afroamericanos. Por otra parte, el 92% de los niños latinos nacidos con SIDA se lo han contagiado de sus madres.

Esto solamente cambiará cuando todas las mujeres con VIH busquen cuidado médico durante todo el embarazo, cuando todas tomen el tratamiento indicado, y cuando los médicos y las enfermeras en los servicios de emergencia y en las salas de partos ofrezcan AZT intravenoso a las mujeres que se presentan por primera vez durante el parto. Así podemos usar los tratamientos que ya existen para proteger a los niños e invertir en un futuro común.

No exponga su niño a riesgos que usted puede evitar. Si está embarazada, consulte pronto a su médico, de manera que usted, como la mayoría de las mujeres, pueda recibir el mejor tratamiento posible. Usted y su niño también merecen lo mejor.

Después del parto, todos los niños de madres infectadas saldrán positivos en los exámenes del SIDA porque tienen los anticuerpos de la madre. Después de seis meses, estos anticuerpos habrán desaparecido y el niño tendrá sus propios anticuerpos.

El riesgo más crítico de transmisión de la madre al feto es durante el parto. La mejor manera de prevenir la transmisión es tomar AZT durante la gestación (después del primer trimestre) y durante el parto, y darle al niño la misma medicina por vía oral inmediatamente después del parto.

Durante la primera semana después del parto, puede hacerse una prueba para detectar si el virus está en la sangre del niño con un antígeno p-24 o con carga viral. El virus está presente en la primera semana después del parto, y hay una prueba directa para encontrarlo.

Las mujeres con VIH no deben amamantar. El recién nacido puede contraer el virus a través de la leche materna. Use fórmula. En los países en desarrollo se están haciendo investigaciones sobre si es posible proteger a los recién nacidos que no tienen el VIH con las ARVs mientras son amamantados. En Estados Unidos sólo se recomienda el uso de la fórmula de alimentación.

Queremos concluir con las lecciones que debe aprender de este capítulo. Como mujer y como madre potencial, usted se debe a sí misma:

> *Las mujeres con VIH no deben amamantar. El recién nacido puede contraer el virus a través de la leche materna. Use la fórmula.*

- Practicar el sexo protegido.
- Asegurarse de que usted y su compañero se hagan los exámenes del SIDA. Háganselos juntos.
- Su usted tiene el VIH, informe su embarazo al médico.
- Use las medicinas que necesita para proteger a su hijo de la infección.
- Use las medicinas que necesita para evitar que su enfermedad se transforme en SIDA.
- No amamante a su niño. Use la fórmula.

# HOMOSEXUAL
# Y LATINO

## SILENCIO = MUERTE

Para muchos latinos, estas dos palabras no se podían usar juntas hasta hace poco. Nuestra historia de machismo, creencias religiosas y un gran componente de hipocresía, llevaba a muchos a pensar que la homosexualidad no existía entre los hispanos. Las personas con más formación se enteraron hace ya más de una generación acerca del alto índice de homosexualidad en la población en general, de la excelente adaptación intelectual, social y económica de la gran mayoría de los homosexuales, y de los efectos de la discriminación y el prejuicio. Desafortunadamente, la homofobia es todavía común entre nosotros.

La discriminación, los prejuicios y la homofobia son factores que contribuyen a que el problema del VIH y del SIDA crezca entre los latinos. Desde el comienzo de la epidemia del SIDA hasta diciembre del año 2000, se informaron 114,019 casos de hombres latinos con SIDA en Estados Unidos. De estos casos, el 42% corresponde a hombres que tienen relaciones sexuales con otros hombres, el 35% a consumidores de drogas por vía intravenosa y el 6% a infección a través de relaciones heterosexuales. Aproximadamente el 7% de los casos se registraron entre hombres latinos que mantenían relaciones sexuales con otros hombres y también consumían drogas por vía intravenosa. En los casos de los hispanos nacidos en México, Cuba y América del Sur, los datos de los Centros para el control y prevención de enfermedades indican que las relaciones sexuales entre los hombres son la causa principal de transmisión del VIH.

Los hombres que tienen relaciones sexuales con otros hombres, pero no se consideran homosexuales, se avergüenzan de revelar su historia. Con demasiada frecuencia las mujeres no toman precauciones porque temen ser rechazadas. Cuando creen que tienen una relación monógama con un hombre heterosexual, no se percatan de que pueden tener un alto riesgo de infección con el VIH. Olvidan que cada vez que tienen relaciones sexuales, las tienen con todas las personas con las que el hombre ha tenido relaciones sexuales en el pasado.

Aunque se habla mucho del sexo, en realidad sigue siendo un tabú, especialmente cuando se refiere a la homosexualidad y a la bisexualidad entre los latinos. El tema simplemente no se aborda, porque cada quien quiere conservar la imagen de virilidad y poder que se asocia con ser heterosexual, mientras que la homosexualidad y la bisexualidad se asocian, de acuerdo con diversos mitos, con el ser débil, pasivo y afeminado. El homosexual y el bisexual pueden temer que su sexualidad provoque rechazo en su familia y en su comunidad. El hecho es que muchas angustias no se justifican en lo que se refiere a familia y amigos: muchos saben la verdad y este conocimiento no ha cambiado el afecto que sienten hacia la persona, independientemente de lo que piensen sobre la homosexualidad en abstracto. El amor es más poderoso que el prejuicio.

El hecho es que la homosexualidad ha existido desde el comienzo de la humanidad, y muchas culturas han vivido bien con ella, reconociéndola simplemente como una forma de expresión sexual y aceptando que el individuo no escoge su sexualidad: cada quien es lo que es, y eso es lo que cuenta.

Ha llegado la hora de que hagamos lo que han hecho otras culturas. Hemos comenzado a movernos en esa dirección. En las leyes, si no en la práctica, los homosexuales han ganado en varios países los derechos humanos y las protecciones que les permiten defenderse de delitos ocasionados por el odio. Se habla más acerca de crear comunidades en las que todos sean respetados, y ya hoy hay lugares donde se reconoce el matrimonio civil entre parejas de homosexuales. También, desafortunadamente, hay lugares donde alguien está en peligro simplemente debido a los prejuicios de otros.

No hay manera de detener la formula letal en la que el silencio ayuda a propagar una enfermedad, a no ser destruyendo la conspiración de silencio. Solamente cuando todos, como individuos y como sociedad podamos hablar libremente acerca de nuestra sexualidad, podremos empezar seriamente a combatir la epidemia del SIDA. Las personas que se ven obligadas a vivir su vida sexual en secreto están más expuestas a las conductas peligrosas que llevan a la infección.

Los primeros pasos debe darlos el mismo individuo, junto con su familia y con su comunidad. La tarea del individuo es ser honesto consigo mismo. Si usted es honesto consigo mismo, puede aceptarse. Si se acepta, puede amarse. Tiene que quererse a sí mismo antes de que pueda querer de verdad a otros.

Lo ideal es que la familia acepte al individuo por lo que es y no por lo que cada quien querría que fuera. Esta es una lección difícil de aprender porque implica las ideas de cada quien sobre cuál es la conducta moral aceptable, así como el interés de cada uno en el bienestar de otros. Los padres, por ejemplo, pueden desear la eliminación de tendencias, hábitos y preferencias que no aceptan. Pero tomar las decisiones por sus hijos es precisamente lo que no deben hacer. Una alternativa que puede llevar a resultados favorables es lograr que los padres y otros miembros de la familia se miren a sí mismos, y traten de descubrir por qué piensan de cierta manera sobre la sexualidad de sus hijos e hijas.

Si los padres y la familia son honestos consigo mismos, después de un tiempo reconocerán algo cierto: no es una elección consciente lo que hace a alguien homosexual, sino algo que viene con el individuo. Una vez que los miembros de la familia advierten esto, también advertirán que es inútil juzgar a alguien por su sexualidad. Es mejor querer a esta persona incondicionalmente mientras busca su propia humanidad.

La comunidad debe entender el impacto que la "opinión colectiva" tiene en nuestra conducta, especialmente la conducta sexual. Este impacto puede ser positivo o negativo. La comunidad se convierte en una fuerza positiva cuando los centros donde la comunidad se reúne, incluyendo las iglesias, se convierten en lugares donde todos pueden hablar libremente y pueden contarle a la comunidad acerca de sus temores y de sus necesidades. Ya muchas iglesias están extendiendo su ministe-

rio para incluir los temas que rodean a la infección con el VIH
y la homosexualidad. En este sentido se están convirtiendo en
luchadores contra la epidemia.

## LOS LÍDERES DE OPINÓN Y LA EPIDEMIA

Octavio nació en el sur de Texas, hogar de su familia por varias
generaciones. Octavio siempre fue activo y atlético. Desde la
primaria era una estrella en los deportes, pero siempre tendía
a alejarse de otros, estudiaba solo y no se interesaba en actividades sociales. Aunque siempre estaba a la cabeza de su clase
y siempre lograba lo mejor en lo que hacía, unos lo llamaban
tímido y otros lo llamaban antisocial.

Aun antes de los 10 años, como sucede en la mayoría de los
hombres que se consideran homosexuales, Octavio sabía que
no tenía ninguna atracción hacia las mujeres y que se sentía
muy atraído hacia algunos de sus compañeros. Sin oportunidad de discutir sus sentimientos con alguien que le ayudara,
y en un medio que criticaba severamente a los homosexuales,
se burlaba de ellos y los maltrataba, Octavio creció creyendo
que tenía los mismos sentimientos que todos sus compañeros,
que él no era diferente de ellos y que todos odiaban a los
homosexuales, definidos como maleantes que probablemente
merodeaban en los alrededores con intenciones criminales.
Como buen estudiante en las clases de religión, donde enseña-
ban que aun los pensamientos sobre contactos sexuales eran
pecado, Octavio se las arregló para reprimir todos los aspectos
sexuales de su vida de adolescente.

Un descubrimiento que iluminó la vida de Octavio ocurrió
cuando tenía 13 años: el profesor de biología habló sobre las

bases biológicas de la vida sexual y explicó que, según algunos estudios, hasta el 10 por ciento de los hombres nacían homosexuales, probablemente debido a factores biológicos. Octavio llegó a entender que él era uno de ellos, y que en esto era diferente de muchos de sus compañeros. Hasta entonces había creído que frecuentar chicas era una obligación y no un placer para ellos. Él, por su parte, nunca tuvo el deseo de andar con chicas.

Octavio casi tenía 18 años cuando ingresó al servicio militar con el deseo de mejorar su educación y sus oportunidades económicas. Con su deseo de superación, buscó las tareas más arduas, los lugares donde podía hacer más y los cursos que más le permitieran avanzar. Tuvo promociones rápidas y una carrera llena de éxitos, casi hasta el final de sus 20 años de servicio.

Octavio ya llevaba más de 19 años en el servicio cuando lo conocimos. Para entonces frecuentaba a un profesional influyente, Mario, un poco mayor que él. Habían tenido una relación romántica durante varios años.

Antes de esta relación, Octavio había llevado una vida doble por muchos años: la mayor parte del tiempo era el soldado ejemplar. En otras ocasiones, cada vez más prolongadas, prácticamente disfrazado como un hombre pobre de la calle, frecuentaba los baños de homosexuales para mantener relaciones íntimas casuales, rápidas y sin protección.

Octavio no pensaba en el SIDA. Un ejemplo perfecto de salud, vigoroso y lleno de energía, no creía que el virus lo pudiera atacar. Cuando su nuevo amigo le pidió como condición de su romance que ambos se hicieran las pruebas diagnósticas, Octavio no podía creer los resultados: tenía la infección del VIH.

Mario tenía muchos amigos entre los políticos, los comerciantes y los profesionales de la ciudad, muchos de ellos abiertamente homosexuales. Ellos adoptaron a Octavio, quien hizo muchos descubrimientos sorprendentes: sus nuevos amigos eran parte de la vida diaria de la comunidad, eran líderes en el movimiento hacia una mayor tolerancia mutua, y habían cambiado un barrio venido a menos en un lugar próspero en el que había convivencia real entre diferentes grupos de la ciudad. Entre ellos Octavio se sintió, por primera vez en su vida, acogido, respetado e igual.

Poco después de que Octavio dejó el servicio, su recuento de CD4 bajó rápidamente, lo que fue el comienzo de la ingesta de medicina antirretroviral, nuevas conexiones con grupos de apoyo y una relación más cercana con los amigos de Mario. Después de una mejoría consistente, Octavio se unió a un negocio iniciado por Mario.

Ya han pasado varios años, no siempre fáciles. Mario y Octavio todavía siguen juntos. Su sistema de apoyo ha aumentado, y Octavio sigue su tratamiento regularmente. También es un líder de un grupo que ofrece una serie de servicios a pacientes con SIDA. Recientemente participó en un maratón en el que obtuvo un lugar destacado.

Octavio ahora trabaja en las escuelas con programas que ofrecen información y ayuda a grupos minoritarios. No quiere que los niños crezcan ignorantes de su sexualidad y de sus derechos. Tampoco quiere que sigan el camino que él siguió, llevando dos vidas diferentes durante muchos años. Finalmente, logra canalizar los esfuerzos de los amigos de Mario para lograr una mejor actitud de la comunidad hacia la epidemia del SIDA y hacia el reconocimiento de que el problema nos pertenece a todos.

Un tema en las conferencias de Octavio es la honestidad. Él usa su propia historia para indicar que a veces lo que se toma por realidad exterior son solamente las mentiras y los prejuicios de otros que nos rodean en los años de la niñez, que es cuando somos más vulnerables. En su propio camino hacia una mejor salud mental, Octavio aprendió sobre otros, pero también mucho sobre sí mismo: sin reconocerse como lo que él era y podía ser, no habría podido liberar la energía necesaria para ayudar a otros. Él hubiera querido saber más cuando era joven y creía que las actividades sexuales que lo podían satisfacer eran siempre ilícitas y peligrosas. Él ahora enseña que todos tenemos derecho a la verdad y a seguir el mejor camino para nosotros mismos, después de entender las ventajas y los peligros de cada opción. Para esto necesitamos la ayuda de nuestra familia y de nuestros amigos.

## LA TRANSEXUALIDAD

Los transexuales, así como los travestidos (travestis) tienen una incidencia alta de infección con el VIH. Nos faltan estudios para poder entender mejor lo que está ocurriendo con estas personas.

El transexual con frecuencia lleva una vida solitaria y llena de angustias. El hombre que quiere ser mujer a menudo pierde oportunidades de trabajo o relaciones que mejoren su posición social y económica. Puede tener recursos financieros mínimos, y carecer de seguro médico. La persona puede verse empujada al comercio sexual como forma de sostén económico. Puede inyectarse hormonas con jeringas ya infectadas. El resultado final es una contribución clara a la expansión de la epidemia en la comunidad.

El transexual puede sentirse desconectado tanto de los grupos heterosexuales como de los homosexuales. La necesidad de un nicho en la comunidad es obvia, no solamente porque nadie puede vivir en aislamiento completo, sino también porque nadie puede proveerse solo de todo lo que necesita. La infección con VIH aumenta enormemente la necesidad de comunicaciones y de apoyo para poder lograr una vida mejor.

Entre los latinos, con comunidades cada vez más grandes y más apegadas a tradiciones familiares típicas de nuestra cultura, el transexual se encuentra con dificultades múltiples, creadas por la ignorancia y por prejuicios intensos que a menudo han llevado a la violencia física.

Los homosexuales están emergiendo como un grupo que comparte valores y planes, así como dinero y oportunidades sociales y económicas. Los transexuales han comenzado a avanzar, pero en forma vacilante y rudimentaria, con frecuencia con la ayuda del teatro, la música y espectáculos que usan a los más exitosos en su transformación hacia una apariencia femenina.

Cada ser humano merece sentirse y ser tratado como tal. El transexual debe comenzar por mantener o restaurar su amor propio, su sentido de dignidad y su fe en sí mismo. Para esto puede necesitar ayuda profesional que combata la angustia, la depresión, y las adicciones.

La infección con VIH hace más apremiante la necesidad de

*Cada ser humano merece sentirse y ser tratado como tal.*

ayuda. Lo peor que puede suceder es que los sentimientos de culpa, el aislamiento, y la falta de recursos contribuyan a que usted no reciba el tratamiento que merece. Si va a su médico, él será su puerta de entrada a programas y recursos en los que usted puede no haber pensado.

La ayuda profesional incluirá el tratamiento de los problemas emocionales que usted sufra. También le ayudará a avanzar para recuperar su valor personal, volver a comunicarse con otros y explorar maneras de avanzar económicamente sin tener que vender su cuerpo.

Usted también puede ayudarse a sí mismo. Si es un transexual sexualmente activo, insista en el uso de condones. Si se inyecta hormonas, no comparta su equipo. Use jeringas limpias y nunca las comparta. El uso de condones y el uso de jeringas limpias son su barrera contra la infección con el VIH. Así también protege a otros. *Las clínicas para el SIDA y los grupos de apoyo usualmente le regalan condones si usted los solicita.*

Si ha contraído la infección, debe seguir las pautas que hemos recomendado para otros: debe recibir asistencia y medicinas y debe asistir a todas las citas con su médico. Si su vida se ha vuelto desorganizada o conflictiva, necesitará implementar mejores hábitos, que al principio pueden ser difíciles de adquirir. Si los adquiere, que es lo más probable, estará en camino hacia una vida de confianza en sí mismo y de capacidad para llevar una vida protegida como una persona transexual. Otros han aprendido a lograrlo, y usted lo podrá lograr también.

Si no tiene seguro médico ni recursos económicos, recuerde que cada vez hay más programas en más países que ofrecen cuidado médico para la infección del SIDA sin costo para el paciente.

En muchas comunidades hay prestadores de atención de salud que están interesados en ayudar al paciente transexual. Usualmente, las asociaciones médicas le pueden proporcionar los nombres de dichos prestadores.

Lo que es cierto para otros, es también cierto para usted: debe buscar y encontrar gente que quiere conocerlo y ayudarlo. Esta gente puede incluir a un miembro de su familia, a un amigo, a alguien en su grupo de apoyo, a su médico, a su trabajador social, y a los profesionales de la salud mental.

Los grupos de apoyo exclusivamente para transexuales aún son raros, pero existen en ciudades como San Francisco, Boston y Nueva York. Con frecuencia la clínica es el mejor lugar para empezar a buscar el grupo ideal para usted.

# 11

# VIH/SIDA Y LAS ADICCIONES

Dos conductas se relacionan con el avance de la epidemia del VIH/SIDA: el uso de jeringas contaminadas y el sexo no protegido. Ambas también se relacionan con el uso de drogas. El tratamiento efectivo de las adicciones es una medida crítica para combatir la epidemia del SIDA. Entre los latinos, en Estados Unidos, el 35% de los casos de SIDA son consumidores de drogas, y otro 7% no solamente usa drogas sino que también tiene contactos homosexuales.

Recuerde que el contacto sexual hoy con alguien que usó jeringas infectadas hace 10 años puede llevar a una infección con el VIH, aunque la persona no tenga síntomas. Solamente las pruebas diagnósticas pueden decir si la persona ha estado infectada.

Para la persona que usa drogas es mejor pasar por el proceso de desintoxicación y comenzar el de rehabilitación, que dura toda la vida. Más del 70% de los niños con VIH contrajeron la infección de su madre, quien había usado jeringas o había sido infectada por alguien que las usaba.

Muchos programas de desintoxicación en hospitales trabajan de cerca con los programas contra el VIH, de manera que usted puede comenzar su tratamiento al mismo tiempo o poco después. La persona con adicciones necesita una revisión médica general antes de comenzar los antirretrovirales. Si ha usado drogas intravenosas, debe hacerse pruebas para la Hepatitis B y C. Si es necesario, se debe coordinar el tratamiento de la hepatitis con el del VIH. Su hígado debe tener la capacidad necesaria para manejar las drogas contra el VIH. En las adicciones hay consideraciones especiales sobre el uso de ARVS.

*Para la persona que usa drogas es mejor pasar por el proceso de desintoxicación y comenzar el de rehabilitación, que dura toda la vida.*

## LA DESINTOXICACIÓN Y LA REHABILITACIÓN

El tratamiento farmacológico para la abstinencia de drogas básicamente consiste en eliminar la droga adictiva y sustituirla por otro agente de acción prolongada que se reduce gradualmente.

En el caso de la adicción al alcohol, las benzodiazepinas se continúan considerando el mejor tratamiento. Hay otras drogas que se pueden usar en circunstancias especiales.

La abstinencia de los opiáceos (como la heroína, la metadona y la morfina) produce un cuadro similar a la influenza, con otros síntomas como dilatación de las pupilas, lagrimeo, náusea, vómitos y diarrea. En la abstinencia de la heroína, los síntomas alcanzan su más alto punto en 36 a 72 horas, y duran hasta 10 días. En la metadona, son más fuertes a las 72 a 96 horas, y pueden durar 14 o más días. La clonidina y otros agentes adrenérgicos se usan para tratar los síntomas de abstinencia. Cuando se usa la metadona como reemplazo para la heroína, todavía queda el problema de eliminar la metadona.

La abstinencia de los estimulantes (cocaína, anfetaminas) produce disforia (una combinación de rabia, depresión y ansiedad) y cambios similares a los que se ven en los trastornos afectivos. Pueden durar desde ocho horas a dos semanas. Los tratamientos farmacológicos todavía son experimentales. La Amantadina y el Propanolol pueden ser de ayuda.

El tratamiento de las adicciones a largo plazo requiere varias consideraciones:

- Una evaluación completa puede demostrar la presencia de otros problemas mentales, especialmente los trastornos acompañados de cambios afectivos o de ansiedad. También hay muchos pacientes que buscan tratamiento debido a las adicciones y se demuestra que también sufren psicosis o daño estructural del cerebro. El tratamiento de las adicciones requiere que estos otros problemas sean reconocidos y tratados.
- Todos los tratamientos son prolongados, y requieren con frecuencia el uso de terapia individual, terapia de grupo y medicinas.
- Muchos pacientes con adicción a la heroína han sido tratados en forma crónica con el uso de la metadona. Los mejores resultados se han obtenido cuando esta

droga se usa con otras terapias y con programas de
rehabilitación familiar, social y ocupacional.

- Los grupos de apoyo como AA (Alcohólicos
  Anónimos) y NA (Narcóticos Anónimos) han sido de
  gran importancia en el tratamiento de muchos
  pacientes. Un gran número de ellos se ha beneficiado
  con contratos que requieren asistir a 90 sesiones
  durante 90 días después de comenzar el tratamiento.

- Muchos pacientes se han beneficiado de vivir en casas
  donde sólo habitan personas que están recuperándose
  de adicciones. En esta situación, se usa la presión del
  grupo para ayudar a mantener la abstinencia de drogas.

- Muchos programas de tratamiento mantienen una
  conexión continua con los programas para el VIH, de
  manera que los tratamientos se pueden coordinar. Para
  la persona con VIH que ya está libre de la droga adictiva y está asistiendo a un programa de rehabilitación,
  la obligación es doble: cuidar su salud y evitar una
  recaída de la adicción. Cuídese a diario y use condones
  adecuadamente. Si todavía consume heroína, debe
  recordar que:

- Puede contaminar a otros compartiendo jeringas o
  dejando su sangre en el equipo.

- No debe compartir el equipo que usa para inyectarse.
  Es mejor usar equipo nuevo, pero si no lo hace, lávelo y
  límpielo con desinfectantes, pero no lo comparta. El
  virus puede vivir en una aguja infectada durante semanas. Su médico, su grupo de apoyo, su clínica para
  adicciones y su clínica para VIH siempre querrán que

usted los llame en una emergencia, especialmente
cuando siente el deseo de consumir drogas de nuevo.

## SU NUEVA VIDA

Una vida de abstinencia de drogas y alcohol y de cuidado de su
salud requiere cambios decisivos:

- Ahora necesita dedicar tiempo y energía a su
  tratamiento para la infección con el VIH y al
  tratamiento de su adicción. Ambos son de importancia
  crítica, aunque de momento no tenga síntomas y no
  esté usando drogas.

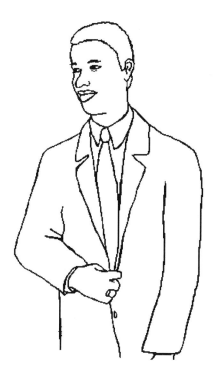

- Su abstinencia de drogas requiere que reciba tratamiento para todos los problemas emocionales que se relacionan con el uso de aquéllas. Puede necesitar tratamiento prolongado para la depresión y la ansiedad.

Los especialistas en adicciones han sabido durante muchos años lo que ahora se ha confirmado en experimentos: el consumir drogas se asocia con cambios en el cerebro que se repiten cada vez que la persona se expone a las drogas. En otras palabras, la abstinencia requiere cambios fundamentales de muchos hábitos:

- Debe cambiar el uso de su tiempo libre hacia actividades que lo alejen de las drogas.
- Debe evitar las ocasiones, los lugares y los amigos que antes eran parte de su hábito de consumir drogas.
- Debe asociarse con amigos y otros que ayuden a mantenerlo libre de drogas.
- Debe buscar satisfacción, orgullo e interés en nuevos programas familiares, sociales o profesionales que lo alejen de las drogas.
- Debe buscar satisfacción en cuidar su salud y la de su familia.
- Debe pensar que entre más ayude a otros, más se ayudará a sí mismo y más podrá hacer por su comunidad.

## 1 2

# SALUD Y BIENESTAR

Tres buenas comidas + ejercicio + buen descanso = menos complicaciones derivadas del VIH. Apéguese a esta fórmula sencilla y no sólo se enfermará con menor frecuencia con complicaciones por el VIH, sino que también se sentirá mejor y con más energía cuando no esté enfermo(a). Usted probablemente no está acostumbrado a comer bien y a cuidarse. Muchos vivimos deprisa. Comemos algo en el camino, y rara vez preparamos una comida completa para nuestras familias. Sin embargo, la comida rápida es en general mala. Por su perfil alto en grasa y calorías y

*Tres buenas comidas + ejercicio + buen descanso = menos complicaciones derivadas del VIH. Apéguese a esta fórmula sencilla y no sólo se enfermará con menor frecuencia con complicaciones de VIH, sino que también se sentirá mejor y con más energía cuando no esté enfermo(a).*

bajo en vitaminas y fibra, la comida rápida puede afectar al sistema digestivo. Las comidas equilibradas preparadas en casa son las óptimas, especialmente cuando son bajas en grasa, altas en fibra y en vitaminas y minerales. Los hispanos dependemos demasiado de la comida rápida y tendemos a evitar el ejercicio. Con frecuencia, esto significa quedarnos en casa cuando nos haría bien salir. También significa que con mayor frecuencia tomamos el autobús o manejamos cuando podríamos dar una caminata que sería muy beneficiosa para nuestra salud. Caminar al aire libre es el mejor ejercicio.

Las personas que realmente se cuidan, dando la atención adecuada a su cuerpo, vigilando lo que comen y beben y haciendo que su corazón se oxigene diariamente, son probablemente las personas más fuertes y vitales. Si por casualidad estas personas padecen de VIH, se enferman con menor frecuencia que aquellas que no practican ejercicio.

Dormir bien puede ser un problema. Llevamos el estrés del día a la cama. Con frecuencia mantenemos un ritmo acelerado todo el día y resulta difícil bajar la velocidad. Por supuesto que tener VIH es en sí una experiencia perturbadora que puede llevarnos al borde, si no hacemos algo para manejar el estrés. Sin embargo, algunas formas que usamos para manejar el estrés pueden causar más daño que beneficio. Consumir alcohol o drogas en exceso es una pésima medicina para personas con VIH. O simplemente encender la televisión para relajarnos, porque lo que se emite está diseñado para mantenernos en un estado de aceleración.

## UNA VIDA NUEVA Y PROMETEDORA

Si ha sido adicto(a) a las drogas o al alcohol, con seguridad no ha pensado en su estilo de vida durante mucho tiempo. Ha estado demasiado concentrado(a) en su hábito. Sin embargo, ahora se le ha extendido una invitación que usted ha aceptado para comenzar una nueva vida. Usted la acepta porque es un ser humano que desea vivir tanto y tan bien como sea posible. Esto significa cuidarse, aprender a relajarse, dar a su cuerpo lo que necesita (como comidas sanas preparadas por usted) y hacer ejercicio. Significa dejar esas actividades que consumen su energía y le debilitan.

Al pasar por el proceso de desintoxicación y superar su adicción, usted comenzará a tener la clase de experiencias que no ha tenido por un largo tiempo. Aprenderá a ser amable con usted mismo, no de una forma egoísta o codiciosa, sino como parte del proceso para convertirse en ese adulto respetable y saludable que usted siempre quiso ser. Tal vez pueda recordar lo bien que se sentía antes, cuando se cuidaba. O quizás no. Pero esa vida y esa sensación son suyas ahora mismo si las quiere, en este preciso instante. Sólo necesita pedir ayuda para hacer los cambios necesarios.

El primer paso es tan evidente como la nariz en su cara: consulte a un asesor que pueda enseñarle cómo reducir el estrés, que le ayude a entrar en un proceso de desintoxicación y que le guíe hacia el camino de la salud. Quizás le sorprenda saber que un diagnóstico de VIH puede traducirse para usted en una oportunidad de vivir mejor, de hacer de la relajación una prioridad, de cocinar comidas saludables y de valorar su cuerpo mediante la práctica de ejercicio y la eliminación de actividades que le son perjudiciales.

Al empezar a hacer los cambios necesarios, tal vez tenga que alejarse de los amigos que no estén listos para hacer cambios y que continúen viviendo de forma autodestructiva. Ciertamente esta puede ser una pérdida amarga. Esos viejos amigos son las personas de las que había llegado a depender, aunque ellos no sean del todo confiables. Sin embargo, al realizar los cambios que necesita para vivir bien a pesar del VIH, usted atraerá a personas que también viven de esta forma. Así que no tenga miedo de estar solo(a) por un tiempo.

*Quizás le sorprenda saber que un diagnóstico de VIH puede traducirse para usted en una oportunidad de vivir mejor, de hacer de la relajación una prioridad, de cocinar comidas saludables y de valorar su cuerpo mediante la práctica de ejercicio y la eliminación de actividades que le son perjudiciales.*

Su grupo de apoyo para personas con VIH o adicción puede tenderle la mano al intentar hacer estos cambios. El estilo de vida, una buena alimentación y el tomar vitaminas y medicamentos para combatir el VIH: estos son algunos de los grandes temas que se comentan en las reuniones hoy en día. Si aún no lo ha hecho, únase a un grupo de apoyo para pacientes con VIH a través de su organización local a favor de personas con SIDA. Los cambios no se producen de la noche a la mañana. Para realizar los cambios que usted necesita y que describimos a continuación, empiece poco a poco y tenga paciencia. Lo hará mejor si piensa que estos cambios son un regalo para usted. Claro, aquellos que le quieren se beneficiarán también. Pero empiezan con usted: decídase a darse el regalo de la vida.

## IMPLEMENTAR LOS CAMBIOS

*La clave para hacer estos cambios es empezar lentamente e ir paso a paso.* Por ejemplo, si le han aconsejado consumir alimentos con potasio, como la fruta fresca, no espere a convertirse en un amante de la fruta de la noche a la mañana. Claro, algunas personas hacen cambios así. Pero para la mayoría de nosotros, lo lento y constante funciona mejor. Trate de comer una fruta extra al día. Haga esto durante algunas semanas. Pronto le parecerá algo normal, como si la fruta siempre hubiera sido parte de su dieta. Será fácil añadir gradualmente más fruta, hasta alcanzar su meta.

> *Antes de empezar a implementar cambios en su estilo de vida, averigüe exactamente lo que debe hacer consultando con su prestador de atención de salud o nutricionista.*

Antes de empezar a implementar cambios en su estilo de vida, averigüe exactamente lo que debe hacer consultando con su prestador de atención de salud o nutricionista. Tratándose de una dieta, pregunte qué es lo que debe y no debe comer, el total de calorías que debe ingerir cada día, así como la cantidad de sal permitida. Pueden surgir otras preguntas respecto de su estado de salud específico.

Si el cambio incluye ejercicio, consulte a su prestador de atención de salud sobre la clase de ejercicios que debe hacer,

# Mantenga Su Hogar Sin Infecciones

Tenga siempre presente que al proteger su propia salud, usted está protegiendo también la salud de los demás. Ello significa usar condones, pero también representa tomar precauciones básicas en el hogar cuando se vive con otras personas. Este consejo puede resumirse en las siguientes recomendaciones proporcionadas por los Centros para el Control de Enfermedades respecto de cualquier entorno, incluyendo la casa, donde puede ocurrir el contacto:

- Deben portarse guantes al entrar en contacto con sangre u otros fluidos corporales que pudieran contener sangre, tales como la orina, las heces o el vómito.
- Los cortes, heridas abiertas o rasguños en la piel expuesta tanto del prestador como del paciente deben ser cubiertas con vendajes.
- Las manos y otras partes del cuerpo deben lavarse inmediatamente después del contacto con sangre u otros fluidos corporales, y las superficies manchadas deben ser desinfectadas.
- Las prácticas que aumentan la probabilidad de contacto con sangre, tales como compartir cuchillas de afeitar y cepillos dentales, deben evitarse.
- Las jeringas y otros instrumentos afilados sólo deben usarse cuando sea médicamente necesario, y manejarse siguiendo las recomendaciones para los entornos de atención médica.

> · No ponga nuevamente las tapas sobre las jeringas en forma manual, ni tampoco retire las agujas de las jeringas.
> · Deseche las jeringas en recipientes a prueba de perforaciones, lejos del alcance de los niños y las visitas.

por cuánto tiempo, cuántas veces a la semana y en dónde hacerlo.

Usted se sentirá bien al trabajar conjuntamente con su prestador de atención de salud. Sentirá que tiene un equipo detrás de usted, personas que desean hacer todo lo que esté en sus manos para brindarle una mejor salud.

Los cambios sólo podrá empezar a hacerlos cuando usted esté listo. Su nivel de disposición es el estado de ánimo que determina cómo toma diversas decisiones respecto de un tipo de comportamiento particular. Cuando está atrapado en una rutina, se encuentra en un bajo nivel de disposición para el cambio.

También puede entenderse el "nivel de disposición" desde otra perspectiva. El comediante Lenny Bruce acostumbraba a decir: "tienes que querer". Ahora la pregunta es ¿qué tanto lo "quiere"? Usted afronta esta pregunta cada día para cuestiones comunes. Recostado en su cuarto, ve que el sol está brillando y piensa en salir a caminar. ¿Qué tanto lo quiere?

Si usted "no está listo", tal vez nunca ha pensado en hacer cambios en su estilo de vida o, a lo mejor, lo pensó pero no alcanzó a apreciar cómo ese cambio le haría algún bien. Sin embargo, estar dispuesto no es tan difícil como parece. Usted necesita echar un vistazo a las personas que sí están listas y que ya han hecho cambios. Si el cambio incluye ejercicio, consulte a su proveedor de atención de salud sobre la clase de ejercicios que debe hacer, por cuánto tiempo, cuántas veces a la semana y en dónde hacerlo.

Usted se sentirá bien al trabajar con su proveedor de atención de salud. Sentirá que tiene un equipo detrás de usted, personas que desean hacer todo lo que esté en sus manos para brindarle una mejor salud.

Usted está casi listo. Piensa hacer ejercicio, atenerse a una dieta o mantener un contacto más estrecho con su grupo de apoyo, pero simplemente no parece poder empezar. Pregúntese en este momento, mientras lee estas palabras: "¿estoy listo?, ¿lo quiero?". Según sea su respuesta, usted y su asesor o su grupo de apoyo pueden probar distintos enfoques que lo lleven a estar listo, en lugar de quedarse atrapado en los mismos viejos comportamientos.

Sea honesto consigo mismo sobre lo que realmente puede lograr y en cuánto tiempo. Pero lo más importante, perdónese. El mal comportamiento del pasado quedó en el pasado, es agua que ya corrió debajo del puente. Hoy es el principio de su futuro.

Después de empezar, sentirá resistencia algunos días, una especie de voz negativa interna que se queja constantemente: "¿Por qué ya no como mi comida favorita?" y "¿por qué me levanto temprano cada mañana para caminar?". Deje que la voz negativa exprese su opinión. Acuérdese de la verdad contundente que le motiva: lo está haciendo porque sabe que vale la pena. Si vigila lo que come, hace ejercicio, toma sus medicinas, consulta a su prestador de atención de salud, se mantiene en contacto con su asesor y su grupo de apoyo, lo hace porque vale la pena. Usted se enferma con menor frecuencia y se siente bien más seguido. Se ve mejor y su mente está más despejada. Siente un enorme orgullo que no había sentido antes, el orgullo de asumir la responsabilidad de su propia vida.

Usted también notará beneficios a largo plazo. Para algunas personas eso significa el deseo de vivir lo suficiente para ver crecer a los nietos. Otras sólo desean seguir realizando el trabajo que aman o cuidar de un niño. Algunas personas quieren ser un buen ejemplo para sus hijos. Otras simplemente quieren no depender de los cuidados de otros y eso se convierte en su razón para cuidarse a sí mismas.

Una última palabra acerca de la resistencia, esa voz que le dice que usted no puede cambiar. Todos oímos esa voz. Lo que puede dar fuerza a esa voz es la falta de confianza de una persona, ese sentimiento de: "yo no tengo lo que se necesita". Tal vez hasta el día de hoy usted no sabía por dónde empezar.

Cualesquiera que sean sus razones, cuando surge el tema del cambio, usted dice cosas como: "no importa cuánto trate, simplemente no puedo acordarme de tomar mis pastillas". O: "¿cómo puedo comer los alimentos adecuados cuando mi familia quiere que prepare las cosas que se supone no debo comer?". O: "conozco a muchas personas que empezaron a caminar en la mañana, pero sólo a una que haya mantenido esa rutina".

La falta de confianza es un obstáculo que debe superar. Usted puede incrementar su confianza poco a poco, igual que en el ejemplo presentado sobre ir incorporando fruta a su dieta. Cada pequeño éxito que logre, le dará mayor confianza en su habilidad para triunfar en tareas más grandes y desarrollar la voluntad necesaria para levantarse y hacerlo de nuevo, día tras día.

Es tan simple como eso. Hable con alguien que haga ejercicio con pesas. Él o ella le dirán lo mismo. Es probable que al principio apenas pueda manejar una pesa de cinco libras. Sea perseverante y antes de lo que imagina 10 libras le parecerán demasiado ligeras.

## Cambios sencillos para reducir el riesgo de infecciones

Si su recuento de células CD4 es de 200 o menos, está más propenso a toda clase de infecciones: desde catarros y gripes hasta infecciones de la piel e infecciones oportunistas. Usted puede protegerse haciendo unos cuantos cambios sencillos.

### *Sexo seguro*

El sexo seguro es una de las formas más importantes de cuidarse a sí mismo. Para los hombres, el sexo seguro significa utilizar un condón durante el coito vaginal o anal, y durante el sexo oral si usted eyacula o acaba en la boca de alguien. Significa que cuando no tenga un condón consigo, usted y su pareja deben usar la estimulación mutua como alternativa. ¡Muchas personas descubren que es inesperadamente sensual!

### *Jeringas limpias*

Si usted aún se inyecta drogas u hormonas, pregunte a su prestador de atención de salud dónde puede obtener jeringas limpias a través de su programa local de intercambio de jeringas. En muchos estados las jeringas se venden sin la receta de un doctor. Recuerde que aunque usted sea seropositivo (a), la posibilidad de que contraiga otra población de VIH es muy alta cuando utilice la aguja de otra persona. Igualmente, la probabilidad de que contagie su VIH a aquellos que usen una aguja previamente utilizada por usted es también muy elevada.

*Limpieza*

Con el VIH, usted esta más predispuesto(a) al contagio de infecciones en la piel y de otro tipo. Si hasta ahora no le ha otorgado mucha importancia a cuestiones como usar ropa limpia, ducharse diariamente y mantener un espacio vital limpio, es el momento de que empiece si realmente desea reducir sus probabilidades de infección.

- Lave su ropa cada semana y dúchese diariamente con un jabón suave. Si comparte su alojamiento con otras personas, puede optar por usar su propia toallita y jabón de baño o utilizar jabón líquido. Algunas infecciones (no es el caso del VIH) pueden propagarse al compartir el jabón.
- Si se encuentra débil y no puede llevar su ropa a la lavandería o limpiar su departamento, informe a su organización de apoyo para personas con SIDA o a la misión pro SIDA en su iglesia. Hay gente que le ayudará con gusto hasta que usted se restablezca. No se sienta incómodo por pedir ayuda. Una vez que se encuentre bien, usted podrá ofrecer su apoyo a otros en la misma forma.
- Cuando limpie su departamento, trabaje en el jardín o deseche la basura, use guantes y lávese las manos al terminar. Los gérmenes viven en la tierra, pero las personas con sistemas inmunológicos saludables no luchan

por sucumbir ante estas enfermedades. Las personas con sistemas inmunológicos expuestos son vulnerables a un gran número de infecciones graves y mortales, las mismas que son transmitidas por los gérmenes en la tierra y las heces de gato. Utilizar guantes le mantendrá libre del contacto con éstos.

- Lávese las manos con frecuencia. Asearse las manos reduce la probabilidad de catarros y gripes. Si usted desea evitar el contagio de catarros y gripes por parte de las personas que conoce o de la gente en general, lávese las manos seguido al menos seis veces al día y cada vez que usted regrese a casa después de hacer mandados o de salir con amigos. Asimismo, debido a que en el baño tienden a proliferar las bacterias, mantenga su cepillo de dientes dentro del botiquín o en otro cuarto.

- No comparta la comida o los cigarros. Otras personas son capaces de combatir los catarros y gripes, pero el VIH puede reducir su inmunidad. Así que, mientras esas personas pueden compartir un tenedor lleno de comida con alguien que tenga catarro o herpes y no enfermarse, quizás usted no tenga la misma protección. En consecuencia, es mejor no compartir comida o cigarrillos con otros.

## Seguridad de los alimentos

Comer es una experiencia tan placentera que puede parecer extraño asociar las comidas con la enfermedad. Pero la verdad es que muchos alimentos contienen bacterias, otros organis-

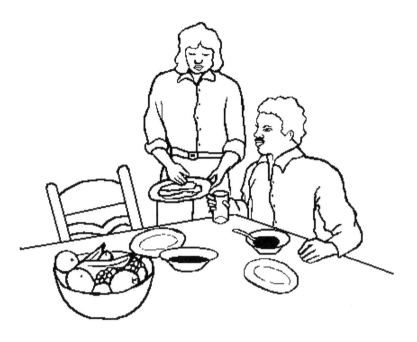

mos y gérmenes que nuestros sistemas inmunológicos normales ponen fuera de combate.

Las personas con sistemas inmunológicos débiles requieren ser especialmente cuidadosas. A continuación presentamos algunas sugerencias para personas con bajo recuento de células CD4 (menos de 200), las cuales les permitirán evitar enfermedades producidas por los alimentos:

- Antes de preparar o comer sus alimentos, lávese bien las manos. La carne, el pollo, el pescado y los huevos pueden esconder bacterias nocivas.
- Consuma huevos que estén totalmente cocidos (no fritos por un solo lado o con las yemas poco hechas). Evite la mayonesa y los aderezos de ensalada preparados en casa que contengan huevo crudo, el ponche de

huevo y el mousse, a menos que usted tenga la certeza de que fueron preparados higiénicamente y conservados en refrigeración.

- Coma solamente pescado y carne bien cocidos.
- Consuma alimentos pasteurizados, incluyendo quesos, leche, sidra y jugos de fruta.
- Si come helado, asegúrese de conservarlo completamente congelado.
- Utilice distintas tablas de picar para cortar la carne y el pescado.
- Cada vez que prepare carne o pescado, lave cuidadosamente su tabla de picar y los cuchillos en agua caliente jabonosa.
- No guarde pescado crudo en el refrigerador por más de veinticuatro horas antes de cocinarlo, excepto mariscos, camarones, langosta y cangrejo, que deberán consumirse horas después de haberlos comprado.
- No conserve carne cruda en el refrigerador durante más de dos días. Adopte el hábito de congelar las carnes que no va a consumir inmediatamente.
- Si guarda las sobras de carne, vegetales o granos cocinados, consúmalos dentro de los tres días siguientes o tírelas. Esta precaución es muy importante tratándose del arroz, ya que éste puede desarrollar una bacteria llamada "listeria". La listeria produce síntomas similares a los de la gripe, seguidos por un tipo de encefalitis con fiebre y en casos raros, parálisis.
- Un buena forma de limpiar las mesas de la cocina, después de manejar carne o pescado crudos, es emplear una mezcla de lejía o blanqueador: una cucharadita de

blanqueador por medio litro de agua.
- Las esponjas sucias son perjudiciales. Se deben colocar en la lavadora de platos o en el microondas para ayudar a esterilizarlas.
- Lave todas las frutas y las verduras antes de comerlas.
- Cuando coma fuera, devuelva a la cocina del restaurante cualquier alimento que no parezca estar totalmente cocido o caliente, así como cualquier artículo del servicio que no se encuentre limpio.
- Al ordenar la comida, evite las ensaladas y las frutas crudas, incluyendo las barras de ensaladas que esconden bacterias en alimentos expuestos a temperatura ambiente durante muchas horas.
- Un buen consejo es evitar los conos de helado. Las máquinas pueden tener bacterias que causan intoxicaciones.

### Dejar de fumar

Usted está consciente de que fumar es malo para su salud y quizá haya tratado de dejar el hábito. Ahora es el momento. Si está luchando por superar su adicción a las drogas y el alcohol al mismo tiempo, algunos expertos recomiendan que espere hasta que termine el proceso de desintoxicación para dejar de fumar.

Fumar es nocivo, de eso no hay duda. El tabaco desgasta el cuerpo de muchas maneras. Los fumadores son más propensos a los catarros y a la sinusitis, a la bronquitis y, por supuesto, al cáncer de pulmón. Las personas con VIH que fuman aumentan de manera significativa sus riesgos de enfisema, enfer-

## CÓMO ENFRENTAR LOS SÍNTOMAS DE LA ABSTINENCIA

| Síntoma de Abstinencia | Sugerencias |
| --- | --- |
| Necesidad urgente de cigarrillos | Haga otras cosas; respire profundamente; dígase a si mismo(a) "No caigas". |
| Ansiedad | Respire prolongada y profunda mente; evite las bebidas con cafeína; haga otras cosas. |
| Irritabilidad | Camine; respire profundamente; haga otras cosas. |
| Problemas para dormir | Evite las bebidas con cafeína en la noche; no duerma durante el día; imagine algo relajante como un sitio preferido. |
| Falta de concentración | Haga otras cosas; salga a caminar. |
| Cansancio | Ejercítese; descanse lo suficiente. |
| Mareos | Siéntese o recuéstese cuando lo requiera; esté consciente de que pasará. |

| *Síntoma de Abstinencia* | *Sugerencias* |
|---|---|
| Dolores de cabeza | Relájese; tome algún medicamento suave contra el dolor si lo necesita. |
| Tos | Tome agua. |
| Opresión en el pecho | Esté consciente de que pasará. Puede ser un síntoma peligroso bajo las siguientes circunstancias: |

· Cuando es muy fuerte y dura más de tres minutos,
· Cuando el dolor se extiende a la mandíbula, el cuello o los brazos
· Cuando sienta su ritmo cardíaco muy acelerado
· Cuando experimente dificultad para respirar, náuseas o vómitos.

**En este caso, debe acudir a la sala de emergencias para que evalúen su corazón.**

| | |
|---|---|
| Estreñimiento | Beba agua en abundancia; coma alimentos ricos en fibra, tales como verduras y frutas. |

| | |
|---|---|
| Hambre | Sujétese a una dieta que incluya comidas equilibradas; coma refrigerios bajos en calorías; beba agua fría. |

Ya sea que decida hacerlo solo(a) o con apoyo de otras personas, la clave es la misma: cambie sus hábitos gradualmente y siga las indicaciones de su prestador de atención de salud.

medades del corazón y cáncer. ¿Para qué jugar a la ruleta rusa? Deje el vicio ahora.

Hable con su prestador de atención de salud sobre la posibilidad de usar la goma de mascar o parches de nicotina.

El Instituto Nacional de Enfermedades Cardíacas, Pulmonares y Sanguíneas (*National Heart, Lung, and Blood Institute*) ha elaborado una lista útil con sugerencias para hacer frente a los síntomas de abstinencia:

Deje de fumar. Hágalo por usted mismo y por cualquiera que viva con usted: pareja, hijos, padres. Tenga presente que al fumar no sólo se está dañando a sí mismo, sino también a cualquiera que inhale su humo de manera pasiva. Si su pareja fuma, demuéstrele que le importa alentándola a dejar el hábito: hágalo por el bienestar de ambos.

Su prestador de atención de salud puede informarle sobre los productos disponibles para ayudarle a dejar el cigarrillo, tales como la goma de mascar y los parches de nicotina, la hipnosis y la acupuntura.

Dejar de fumar es difícil, así que no se desanime si descubre que es una lucha constante. Sólo tenga en mente estas verdades contundentes:

- Aunque usted haya fumado toda su vida, dejar el cigarro lo hará más sano.
- Después de dejar el tabaco, sus pulmones empezarán a sanar.
- Sus posibilidades de morir de un ataque al corazón serán 50 por ciento menores después de que haya dejado de fumar durante un año.
- Por cada año que usted no fume, sus probabilidades mejoran.
- Al cabo de 15 años, sus posibilidades de morir de cáncer de pulmón serán iguales que las de alguien que jamás haya fumado.

Sus pulmones sanarán. Sólo tiene que darles una oportunidad.

No necesita dejar de fumar sin ayuda. Debido a que la nicotina está reconocida como una sustancia altamente adictiva, aquellos que han dejado de fumar o que luchan por lograrlo han formado grupos de apoyo, similares a los grupos creados en torno a otras adicciones, como el alcohol y drogas diversas. Su prestador de atención de salud o su asociación local de enfermedades pulmonares pueden informarle dónde encontrar grupos de apoyo para ex fumadores en su zona.

Estos grupos han ayudado a muchas personas a través de los períodos agudos de abstinencia de nicotina, que normalmente duran de una a dos semanas. La dependencia psicológica es el hábito más difícil de romper y con frecuencia toma meses.

Para mayor información llame a:

*The American Cancer Society* (Sociedad Estadounidense del Cáncer)
1599 Clifton Road, N.E.
Atlanta, GA 30329
(800) ACS-2345
Sitio Web: http://www.cáncer.org

o

*American Lung Association* (Asociación Estadounidense del Pulmón)
1740 Broadway
NY, NY 10019
(212) 315–8700
Sitio Web: http://wwwlungusa.org

### REDUZCA SU CONSUMO DE ALCOHOL

Su prestador de atención de salud puede pedirle que limite la cantidad de alcohol que consume. Si pertenece a un club social en donde la gente bebe, quizás se sienta incómodo al principio. Si no está listo para cambiar de amigos, entonces sostenga un vaso en la mano cuando se encuentre entre personas bebedoras. A continuación encontrará algunos ejemplos de opciones saludables para llenar su vaso:

- Cerveza sin alcohol
- Agua quina/tónica con una rebanada de limón
- Jugo de frutas
- Agua mineral

Si su prestador de atención de salud considera que usted puede seguir bebiendo, aunque debe reducir la cantidad de alcohol, procure ingerir bebidas que contengan menos alcohol, como bebidas combinadas con vino. En lugar de tomar dos cervezas con sus amigos, tome una lentamente seguida de un refresco.

Si algo de lo comentado le resulta terriblemente complicado, si usted encuentra difícil o imposible dejar de beber o moderar este hábito, busque ayuda. *Reducir el consumo de alcohol no debería resultarle problemático. De ser así, usted tiene un problema de adicción y necesita ayuda para resolverlo.*

## EJERCICIO

El ejercicio regular es esencial para cualquiera que desee mantenerse sano física y mentalmente. Esto es tan cierto para las personas con VIH como para cualquiera. La clase de ejercicio al que nos referimos es diferente al que hace la gente para perder peso. Si usted padece VIH y desea iniciar algún programa para adelgazar, consúltelo antes con su prestador de atención de salud.

¡El ejercicio que necesita son simples movimientos! Una

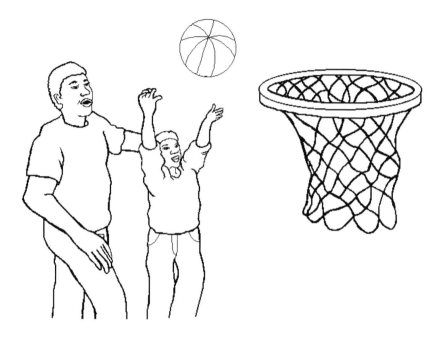

buena parte de los hispanos no se mueve, son "sedentarios". Se la pasan tumbados, ven demasiada televisión, manejan cuando deberían caminar y, por si fuera poco, usan las escaleras eléctricas o los elevadores cuando deberían usar las escaleras.

En 1997, el 40 por ciento de los adultos no practicaba actividades físicas recreativas y sólo el 15% hacía cuando menos 30 minutos de actividad física moderada, como caminar. Esto nos afecta negativamente. Estamos diseñados para caminar y respirar aire fresco, y cuando no tenemos esos estimulantes no estamos tan bien.

Los doctores recomiendan participar en actividades físicas moderadas o intensas cuando menos treinta minutos tres veces por semana. Algunos expertos piensan que deberíamos ejercitarnos diariamente, durante una hora. Pero para usted, la clave es empezar.

El primer paso es encontrar una actividad que usted realmente disfrute, o que haya disfrutado en alguna etapa de su vida, o que desee poder disfrutar. Todo depende de su condición física y de sus inclinaciones. Algunas personas con VIH son capaces de practicar deportes intensos como correr, jugar básquetbol o tenis, o practicar natación. Otras prefieren clases de aeróbicos, o hacer aeróbicos frente a un video, aunque esto les mantiene dentro de sus casas y solos. La gente que hizo danzas toda la vida quizás quiera continuar haciéndolo como ejercicio. Otros más disfrutarán de caminar por la calle, en un parque cercano o, cuando no tienen nada más a su alcance o el clima es desfavorable, hasta en un centro comercial. Incluso las personas que están postradas en cama pueden ejercitarse ligeramente algunas veces, y cuando lo hacen se sienten mejor.

Ejercitarse puede representar una oportunidad para socializar si usted elige un deporte o actividad en equipo, como básquetbol o bailar, pero también puede ser una opción para estar a solas en su propia sala o fuera. Lo mismo pasa cuando se camina o se corre. Algunas personas gustan de caminar o de correr solas, y otras prefieren salir con parejas o en grupos pequeños.

La membresía en algún club deportivo o gimnasio como el YMCA (ciertos seguros lo cubren), en caso de que pueda costearlo, puede tener sus ventajas. Las personas que hacen ejercicio se apoyan mucho entre ellas, ya que saben lo importante que es tener una buena disposición para hacer el esfuerzo. Los clubes le abren las puertas a un nuevo círculo de amistades, quienes seguramente también le apoyarán. Éstos cuentan con personal entrenado que le ayudará en un inicio, fijándole programas de ejercicios adecuados a sus necesidades.

Si usted prefiere hacer ejercicio dentro de su casa, puede encontrar videos de ejercicios en su biblioteca pública o adquirir uno en la tienda más cercana. Sólo recuerde que hay que empezar poco a poco. Es justamente en el comienzo cuando la compañía de una persona que participe ya en una rutina de ejercicios puede ser útil.

Sin importar si usted decide ejercitarse solo o con otras personas, la clave es la misma: empiece lentamente y con la asesoría de su prestador de atención de salud. Si hace mucho que no practica ejercicio, inicie con una rutina de 15 minutos tres veces a la semana y aumente gradualmente la duración hasta llegar a 30 minutos al final del primer mes. Hágalo paso a paso, tranquilo(a), ya que no debe jadear o sudar mucho. De ser así, la ejercitación será demasiado severa. Haga de esta una experiencia placentera, una experiencia que usted espere con ansia.

> *Sin importar si usted decide ejercitarse solo o con otras personas, la clave es la misma: empiece lentamente y con la asesoría de su prestador de atención de salud.*

Caminar es un ejercicio ideal. Cuesta muy poco y todos pueden encontrar algún lugar para caminar, aunque sea tan sólo un par de cuadras hasta la tienda de alimentos y luego regresar. Si usted opta por la caminata como su ejercicio, todo lo que necesita es un par de buenos zapatos y ropa adecuada según el clima. Cuando hace mal tiempo, o cuando quiera caminar lejos del vecindario, puede hacerlo alrededor de un centro comercial. Mucha gente hace ejercicio de esa forma, especialmente en el invierno.

Como todo en la vida, una rutina de ejercicio es algo a lo que debe acostumbrarse gradualmente. Tal vez durante la primera semana sólo vaya hasta la esquina y regrese. Haga eso tres veces. Quizás para la segunda semana usted ya querrá dar una vuelta a la manzana. O tal vez durante la tercera. Establezca usted el paso. Si lo mantiene en un nivel moderado, después de un tiempo se empezará a sentir mejor, más fuerte y listo para más.

Los beneficios del ejercicio se evidencian después de unas cuantas semanas. Las personas que hacen ejercicio duermen mejor, tienen más energía y disfrutan más de las comidas. No me lo crea. Compruébelo. ¡Funciona!

Una vez que su rutina de ejercicio forme parte de su programa cotidiano, usted empezará a buscar otros medios para estirar las piernas. Preferirá caminar esas dos cuadras extras al trabajo, o estacionarse en la parte más lejana del estacionamiento y subir por las escaleras en lugar de tomar el elevador. Disfrutará haciendo sus mandados. De este modo, podrá convertir una obligación en un placer, escuchar a las aves cantar, intercambiar algunas palabras con un amigo en la calle, respirar aire puro, sentir los músculos de las piernas, balancear sus brazos: saber que está vivo.

En el pasado, la gente se veía forzada a ejercitarse. Todas sus actividades demandaban de un esfuerzo físico, ya fuera trabajar, transportarse o conseguir alimentos, lo cual era quizás un exceso de algo en esencia bueno. Pero hoy en día, para muchos de nosotros, un estilo de vida sedentario hace difícil que nos mantengamos en forma. Incluso nuestros empleos no exigen por lo general de mucho trabajo físico, y la invasión de la tecnología—autos, computadoras y televisores—parece diseñada para hacernos menos activos.

Sólo es necesario estar consciente de esas presiones, sabiendo que movernos poco es perjudicial. Practique cualquier ejercicio, en cualquier nivel que le resulte cómodo y que le autorice su prestador de atención de salud.

## COMER BIEN

Comer es uno de los grandes placeres de la vida. Y comer bien trae alegría y fuerza a nuestros cuerpos. Su cuerpo necesita muchas vitaminas y minerales para seguir combatiendo el VIH. El virus ataca sus células CD4 y las mata. Su cuerpo contrarresta ese ataque generando células CD4 extra. El cuerpo produce células y tejidos a partir de las proteínas, vitaminas y minerales que usted come. Así que para presentar batalla al VIH, usted tiene que comer bien.

### Para aumentar su apetito

En algún punto de su enfermedad o, más probablemente, durante su tratamiento, usted puede perder el apetito. Si ello sucede, informe a su prestador de atención de salud para asegurarse de que no se trata de un síntoma de una infección o de un indicador de que el VIH está empeorando.

Si siente un mal sabor de boca, cepíllese los dientes más seguido o haga gárgaras con agua ligeramente salada. Algunas personas recomiendan chupar un pedazo de limón antes de comer para deshacerse del sabor metálico que en ocasiones provocan las medicinas.

Es importante comer regularmente alimentos sanos, así

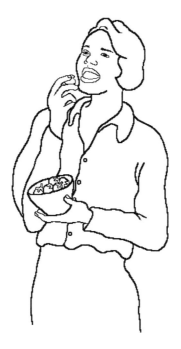

que coma aquellos que le gusten y sean buenos para usted. Para hacer más atractiva la comida, sazónela:

- Agregue más ajo y especias fuertes.
- Marine las carnes o el tofú en salsa de teriyaki natural o con aderezo italiano.
- Cocine las carnes o el tofú con frutas o salsas (como por ejemplo, pollo con piña o naranja).

### Una dieta saludable

Una dieta saludable contiene los siguientes elementos:

- Panes y cereales sustanciosos

- Proteínas bajas en grasas, como pescado y pollo asados a la parrilla
- Frutas y verduras verdes frescas
- Granos integrales, como avena, arroz café, bulgur o kasha
- Alimentos bajos en sal
- Alimentos bajos en azúcar

Los panes y cereales de grano integral nos aportan fibra, la cual ayuda a disminuir el azúcar y los niveles de grasa en la sangre y mantiene en condiciones al intestino. Los alimentos altos en fibra incluyen los cereales de salvado, frijoles y chícharos cocinados, pan de grano integral, frutas y verduras.

Recuerde que los alimentos con alto contenido graso causan enfermedades del corazón y obstrucción de las arterias.

Esto es especialmente importante para un paciente con VIH, ya que uno de los efectos secundarios a largo plazo de ciertos medicamentos es la elevación del colesterol y los triglicéridos (grasas) en la sangre. Si usted está tomando inhibidores de la proteasa, es necesario que defina con su prestador de atención de salud una dieta que impida la acumulación de colesterol y triglicéridos en sus arterias.

Consumir menos sal es muy recomendable, especialmentesi consideramos que las enfermedades cardiovasculares son la principal causa de muerte entre los latinos. Existe una clara relación entre la sal y el peligro de enfermedades cardiovasculares y renales. ¡Lo último que usted necesita es otra enfermedad! Reducir la sal puede reducir su riesgo de hipertensión arterial.

Las verduras y frutas frescas contienen muchas vitaminas y minerales. Aquellas con los colores más brillantes suelen tener mayores nutrientes: lechuga verde oscuro, coles rizadas y verduras de hoja verde, brócoli, zanahorias, naranjas y plátanos, por mencionar algunos ejemplos. Si usted aún no come alimentos frescos, comience poco a poco y elabore una dieta que incluya ensaladas, frutas frescas y verduras al vapor o ligeramente fritas.

Los dulces, galletas, refrescos, pasteles y postres normalmente tienen muchas calorías, grasas, azúcar y sal, pero son bajos en vitaminas y minerales. Por eso a los dulces se les conoce como "calorías vacías". Estos alimentos sólo deben comerse ocasionalmente, y no ser parte de una dieta regular.

Con gran frecuencia, la gente se llena con una bolsa de galletas, que tiene calorías pero no provee ninguna de las vitaminas y minerales que nuestros cuerpos imploran y necesitan. El cuerpo humano fue diseñado para comer fruta fresca, jugos de fruta y alimentos sustanciosos, no dulces y bebidas gaseosas y refrescos. Una dieta basada en la ingestión diaria de galletas y dulces priva a la persona de las vitaminas y minerales necesarios y puede ocasionar deficiencias.

Los refrescos, para muchos latinos conocidos como sodas o bebidas carbonadas, merecen mención especial ya que son especialmente nocivos. Contienen grandes cantidades de azúcar, calorías y fósforo. Este último elemento afecta nuestra capacidad para absorber el calcio, un mineral que fortalece nuestros dientes y huesos. La pérdida es mayor en las mujeres, quienes por lo general no consumen el suficiente calcio. Al tomar refresco seguramente se sentirá lleno, pero no con la clase de alimentos que su cuerpo requiere. (Todos los dulces son perjudiciales para los dientes, particularmente para los dientes de los niños).

Si usted desea reducir su consumo de dulces, comience por sacarlos de su casa. Evite cualquier dulce que ejerza control sobre usted, que le provoque ansiedad, le haga sentir insatisfecho y le haga comer más de lo razonable. Para el resto de los dulces, vaya recortando su consumo gradualmente. Durante algunas semanas, procure omitir las galletas que come todas las tardes pero permítase un trozo de pastel después de cenar. Posteriormente, limite el trozo de pastel a tres veces por semana en vez de todas las noches. Transcurridas dos semanas, restrinja el consumo de pastel a una noche especial por semana. Lo disfrutará más. Reemplace los dulces con fruta, jugo de fruta, jugo de verduras bajo en sodio, frutas secas y galletas de grano integral.

Le sorprenderá lo fácil que resulta reducir su consumo de dulces si practica ejercicio regularmente. El ejercicio es un excelente acondicionador para el cuerpo. Sus gustos podrán ir variando conforme se ejercite, de modo que usted buscará aquellos alimentos que su cuerpo necesita, como son las frutas, los panes de grano integral y las verduras frescas.

Muchos expertos recomiendan que la gente con VIH coma yogur con cultivos vivos de lactobacilos acidofilus. Este lactobacilo es similar a una bacteria benéfica que se encuentra en nuestros intestinos. Cuando hay suficiente cantidad de la misma, tenemos menos problemas gastrointestinales y resfriados con infección por levadura. Al elegir un yogur, verifique la fecha de caducidad para asegurarse de que esté fresco, y elija marcas que contengan cultivos de lactobacilos acidofilus.

Quizás desee incluir nuevos alimentos en su dieta, pero antes de hacerlo debe consultarlo con su prestador de atención de salud. Ciertos alimentos, tales como la toronja, pueden interactuar con los medicamentos que usted toma para combatir el VIH o las enfermedades relacionadas al mismo. Debe informarse acerca de si existen restricciones dietéticas especiales indicadas por los medicamentos que conforman su cóctel.

Por ejemplo, la Didanosina o el Indinavir tienen que tomarse con el estomago vacío, mientras que otros medicamentos, como el Efavirinz,® no deben ser tomados después de comidas con alto contenido graso, ya que la grasa afecta su absorción. En contraposición, otros como Nelfinavir® verán favorecida su absorción con una comida alta en grasas. De igual forma, los inhibidores de la proteasa deben ingerirse con comida.

## CAMBIAR A UNA DIETA SALUDABLE

Si usted es como la mayoría de los residentes en Estados Unidos, su dieta depende en gran medida de la comida rápida, los refrigerios y los alimentos preparados para cocinarse en el horno o microondas. Básicamente, comemos estas cosas porque se acomodan a nuestro estilo de vida ocupado. Sin embargo, dichos alimentos normalmente vienen sobrecargados de calorías innecesarias, además de que contienen grandes cantidades de grasa, azúcar y sal, sustancias que no aportan mucho al organismo en su lucha contra el VIH. Nuestro cuerpo exige de buenos carbohidratos, tales como la avena, los panes de grano integral, carnes magras, pescado, así como frutas y verduras frescas.

Lo mejor es que la dieta natural de los hispanos, con muchos frijoles, tortillas de maíz y frutas frescas es beneficiosa para nosotros. Su nutricionista puede sugerirle algunos sustitutos de la sal que tienen buen sabor, al igual que platillos como macarrones con queso, en los que se utiliza queso con bajo contenido graso, y verduras de hoja verde sin manteca (con aceite vegetal) y condimentadas con mucha menos sal.

Existen otros recursos, además del nutricionista, en los que se puede apoyar para recibir ayuda. Algunas organizaciones locales que trabajan a favor de la gente con SIDA sirven comidas y cenas saludables para personas con VIH, en forma gratuita o a un bajo costo. Su nueva dieta deberá contemplar tres comidas por día, cada una de las cuales incluirá:

- Un alimento rico en proteínas: lácteos, carne, pescado o huevos
- Un alimento rico en granos: pan, avena, harina de maíz
- Una o dos porciones de verduras y frutas

Son recomendables los refrigerios sanos, especialmente los preparados con fruta fresca, yogur, galletas de grano integral y frutos secos. Evite comer papas fritas, frituras de maíz (tortillas fritas, por ejemplo) u otro tipo de alimentos chatarra, los cuales le aportan sal y grasa en exceso y muy pocas vitaminas y minerales. Esta clase de comida le quita el apetito por los alimentos sanos que su cuerpo requiere.

A continuación le ofrecemos algunos ejemplos del menú de sus comidas bajo una nueva y saludable dieta:

- Desayuno: avena con leche; un vaso de jugo de naranja, manzana o ciruela; y una banana.
- Almuerzo: una ensalada y un sándwich de pan de grano integral con jamón, atún, pechuga de pollo o

# CONTENIDO DE GRASA, COLESTEROL, CALORÍAS Y SODIO DE LA COMIDA CHATARRA

| Refrigerio (1 onza) | Grasa Saturada (gramos) | Colesterol (mgs) | Total grasa (gramos) | Calorías de grasa (%) | Total Calorías | Sodio (mgs) |
|---|---|---|---|---|---|---|
| Pretzels, salados (1 onza equivale a 5 trenzas aprox., 3 1/4 x 2 1/4 x 1/4 in.) | 0.2 | 0 | 1.0 | 8 | 108 | 486 |
| Palomitas, reventadas con aire sin sal (1 onza equivale a 3 1/2 tazas aprox.) | 0.2 | 0 | 1.2 | 10 | 108 | 1 |
| Totopos de maíz, (tortillas fritas) | 0.8 | 1 | 4.3 | 31 | 126 | 284 |
| bajas en grasa (dietéticas)sabor nachos Frituras de maíz | 1.3 | 0 | 9.5 | 56 | 153 | 179 |
| Palomitas, reventadas con aceite y sal (1 onza equivale a 2 1/2 tazas aprox) | 1.4 | 0 | 8.0 | 51 | 142 | 251 |
| Totopos de maíz, sabor nachos | 1.4 | 1 | 7.3 | 47 | 141 | 201 |
| Mezcla de frutos secos (1 onza equivale a 1/5 de taza aprox) | 1.6 | 0 | 8.3 | 57 | 131 | 65 |
| Papas fritas | 3.1 | 0 | 9.8 | 58 | 152 | 168 |

Reimpreso con autorización de NIHLBI, del libro "Step by Step: Eating to Lower Your Blood Cholesterol" (febrero de 1999), pág. 10.

# ELIJA REFRIGERIOS MÁS SALUDABLES

Pruebe los siguientes...

Palomitas reventadas con aire y sin mantequilla, pretzels sin sal

Caramelos, frijolitos de goma

Rosquillas, bollos o muffins tostados con pasas y margarina o jalea

Galletas bajas en grasa (tales como barritas de higo, barquillos de vainilla y galletas de jengibre)

Frutas y verduras

Jugos y bebidas de frutas

Yogur, sorbetes y paletas heladas

En lugar de...

Palomitas con mantequilla

Barras de chocolate

Donuts, "danish"

Pastel, galletas, brownies

Malteadas, ponches de huevo, batidos

Helado

Reimpreso con autorización del libro publicado por el Instituto Nacional de Salud (National Institute of Health): Eat Right to Lower Your High Blood Cholesterol, marzo de 1992.

crema de cacahuate (maní), seguidos de una fruta y una taza de yogur.

• Cena: una ensalada de brócoli o espinacas al vapor, macarrones con queso bajo en grasa o pechuga de pollo a la parrilla, seguidos de fruta fresca o fruta enlatada sin azúcar.

Haga los cambios en su dieta de manera gradual. Por ejemplo, empiece por sustituir el pan blanco por pan integral y espere una semana antes de realizar otro cambio en su régimen. O incluya yogur en su dieta, tomando un tazón como refrigerio todos los días. No introduzca otros alimentos hasta la semana siguiente.

Vaya paso a paso, ya que un cambio brusco en su dieta puede alterar su sistema digestivo. Además, los cambios perdurables serán aquellos que efectúe en forma paulatina y constante. Es muy importante que asuma la actitud correcta. Usted no tiene que dejar de comer sus alimentos favoritos. Eso significaría renunciar a una importante fuente de satisfacción. Sólo tiene que implementar los cambios en forma gradual y sostenida, dándose la oportunidad de incluir nuevos alimentos y sabores que son mejores para su salud.

## UNA ADVERTENCIA SOBRE LA SAL

Los alimentos con mucha sal pueden perjudicar su salud. Para algunas personas, se traducen en problemas de hipertensión e incluso en derrames cerebrales. Al reducir la cantidad de sal que consume, usted se estará haciendo un gran favor.

La recomendación oficial es que los adultos no consuman

más de 2,400 miligramos (mgs) de sal por día. Sin embargo, los fabricantes de comida adoran la sal—podemos encontrar este condimento en casi todos los alimentos, incluso las galletas—de modo que la mayoría de los residentes en este país consumen como promedio mucho más de los 2,400 mgs por día. Si usted quiere reducir la cantidad de sal que consume a diario, tiene que tener mucho cuidado con lo que come.

Un alto contenido de sal está presente en productos que uno ni pensaría, como son los pasteles y galletas que se venden en los supermercados. Lea con atención la información que aparece en los empaques. Evite, en la medida de lo posible, los alimentos chatarra y la comida rápida o preparada. Aquí se aplica nuevamente la regla en la que le hemos insistido: haga los cambios gradualmente, ¡pero hágalos!

Veamos un ejemplo de lo que estamos comentando. Una hamburguesa doble Double Whopper™ de Burger King con queso contiene 1,460 mgs. de sal. Si a ésta le suma unas papas fritas, ¡el nivel se elevará por encima de los 2,400! Y si además come postre, habrá superado con creces los 2,400 mgs. Lo mismo ocurre con el pollo frito que venden los locales de comida rápida. Su sabor es delicioso, pero ello se debe a la enorme cantidad de sal que le incorporan a la "receta secreta" del empanizado. Sin mencionar las cantidades prohibitivas de grasas saturadas y calorías que trae consigo.

En un principio, puede resultar muy difícil renunciar a la comida rápida. Evite estos y otros alimentos ricos en sal durante dos meses, después cómase un gran plato de pollo frito. Es probable que ya no le sepa igual, ¡quizás le parezca demasiado salado! Al evitar la sal, el sentido de sus papilas gustativas se modificará. Éstas se volverán más sensibles a la sal, tal y como lo eran en su infancia. Pregúntele a cualquier persona sujeta a una dieta baja en sal y seguramente le dirá lo mismo: conforme fue eliminando la sal de su dieta, sus papilas gustativas retomaron la capacidad de apreciar sabores ricos pero más sutiles propios de la comida.

La comida rápida puede resultar tentadora por su precio supuestamente accesible. La publicidad, dirigida especialmente a los hispanos, pretende que usted piense que estos alimentos rápidos van de la mano con los "valores familiares". ¡No caiga en su juego! Esta comida fue diseñada para hacer ganar mucho dinero a los establecimientos, no para nutrir y fortalecer su cuerpo. La realidad es que nos priva de nuestra salud. Y tampoco resulta nada barata, mucho menos al darnos cuenta de que un mal estado de salud puede ser parte de su costo.

## RECHACE LAS FRITURAS

Los alimentos fritos saben deliciosos, pero son muy poco saludables. Éstos aportan una enorme cantidad de calorías, sal y grasas innecesarias para el organismo, y en algunos casos también toxinas. La composición química de los aceites usados en las freidoras se modifica cuando son reutilizados, tal y como sucede con frecuencia en los restaurantes de comida rápida. El aceite cambia hasta tal grado que nuestro cuerpo lo identifica como una sustancia tóxica.

Por esa y otras razones, es altamente recomendable reducir el consumo de alimentos fritos, como el pollo y las hamburguesas que se sirven en los locales de comida rápida. Tales alimentos sólo deben comerse en ocasiones muy especiales (si a usted aún se le antojan).

La mejor manera de saber lo que se está comiendo, además de ser la más económica y segura, es preparar los alimentos en casa. En lugar de freírlos, aprenda a asarlos, cocinarlos al vapor o en microondas, agregando una pequeña cantidad de aceite de cártamo, colza u oliva cuando se requiera.

La mantequilla y la manteca de cerdo deben usarse con moderación. Las grasas animales tienden a acelerar la obstrucción de las arterias. La idea es que apuntemos en la dirección contraria, que comamos y vivamos de un modo tal que le brindemos la oportunidad a nuestros corazones y vasos sanguíneos de funcionar adecuadamente.

### VITAMINAS Y TRATAMIENTOS ALTERNATIVOS

Es posible que su prestador le recomiende tomar complementos vitamínicos. O quizás haya escuchado a través de amigos o de algún grupo de apoyo acerca de algún complejo vitamínico que quisiera probar. No hay ningún problema, pero antes de hacerlo consulte primero a su prestador de atención de salud, particularmente cuando se trate de complementos a base de hierbas o de otro tipo. Ciertas mezclas o combinaciones son bastante fuertes. El prestador necesita saber lo que está tomando, ya que algunos elementos pueden interactuar con los medicamentos que le ha recetado. Tal es el caso de una preparación a base de hierbas de venta sin receta llamada Saint-John's-wort (para mejorar el estado de ánimo), la cual interactúa con los antirretrovirales o ARVs, y con frecuencia requiere un ajuste en las dosis.

# 13

# VIH, ESTRÉS Y ESTRATEGIAS PARA ALIVIARLO

Tener el VIH o amar a alguien que tiene el VIH es estar bajo un gran estrés. Nadie lo sabe mejor que usted. Quizás crea que un hombre o una mujer deben manejar el estrés sin la ayuda de otros para no mostrar debilidad. Nosotros no vemos las cosas de esta manera. Si tiene el VIH, está soportando más de lo que puede manejar. Sin embargo, para poder recuperar su salud, debe controlar la situación. Por esto necesita organizar su grupo de trabajo. Es claro que necesita asistencia médica, pero también apoyo para *todas* sus necesidades, sociales y emocionales.

Nuestra meta principal en este capítulo es estimularlo a que logre esa ayuda: hable con su consejero, su trabajador social, su prestador de atención médica o con un grupo de apoyo sobre el estrés que siente. Hablar sobre sus sentimientos con alguien que realmente lo escucha le ayudará a lograr descanso. Los profesionales de la clínica le ayudarán a reducir tanto el estrés que ocasiona tener el VIH como el que surge de las situaciones normales de la vida.

No ayuda mucho reprimir el estrés. El miedo y la rabia vienen cuando usted menos lo quiere, y a veces en formas que lo descontrolan. Esta es la razón por la que su prestador probablemente lo haya animado a que visite a un consejero, a que hable con un trabajador social o a que se una a un grupo de apoyo. El hacerlo no tiene nada de vergonzoso. El VIH produce una enfermedad grave que implica muchas consecuencias sociales y personales. El miedo, la rabia, la sensación de pérdida de control sobre nuevas responsabilidades: ningún ser humano puede hacerse cargo de todo esto. Integrar las nuevas realidades que representa el VIH es un proceso que implica cambiar las prioridades en su vida. Todos podemos necesitar ayuda para integrar esta percepción personal tan completamente nueva.

No necesita llegar a la desesperación a causa del VIH y del estrés que conlleva. Tenemos recursos para ayudarle a seguir *viviendo* con el VIH. Pero primero tiene que saber ciertas cosas acerca del estrés.

*Integrar las nuevas realidades que representa el VIH es un proceso que implica cambiar las prioridades en su vida. Todos podemos necesitar ayuda para integrar esta percepción personal tan completamente nueva.*

## LAS REPERCUSIONES DEL ESTRÉS EN NUESTRO CUERPO

La reacción al estrés es uno de los sistemas de emergencia del organismo. Durante el estrés, la sangre va desde el estómago hacia los brazos, las piernas y el cerebro y nos ayuda a correr, a pelear o a salvarnos. La reacción de estrés es una alarma para que el organismo use todo su poder para preservarse. Cuando la reacción de estrés es permanente, produce daño. Es como manejar todo el tiempo con el pie en el acelerador.

La reacción de estrés puede producir daño porque:

* La falta de sangre en el estómago puede producir úlceras
* La producción excesiva de cortisol por las glándulas suprarrenales puede volverse tóxica para las mismas.
* El cuerpo se vuelve menos capaz de absorber glucosa, el azúcar simple que usamos para producir energía, lo que puede llevar a la diabetes.

> *El estrés constante lo hará más débil y más susceptible al SIDA.*

La reacción de estrés también tiene influencia en su recuento de CD4, las circunstancias que ocasionan su disminución, y su salud en general. El estrés también afecta negativamente su recuento de CD4. El estrés constante lo hará más débil y más susceptible al SIDA.

*Su sistema inmune será más fuerte y sus células CD4 funcionarán mejor si usted está libre de estrés.* Por el contrario, durante períodos de estrés, aun sin el VIH, el recuento de CD4 disminuye por un tiempo y será más susceptible a enfermedades e infecciones. Hay estudios que demuestran que la gente que sufre estrés tiene el doble de posibilidades de padecer resfriados. Esto sugiere que su sistema inmune es débil.

Actualmente hay investigadores que exploran los detalles de este hallazgo.

No necesita ser un investigador para saber que el estrés no es su amigo. Puede empujarlo a fumar e ingerir más alcohol, a usar drogas, a dejar el ejercicio y perder el sueño: en resumen, a lo que tiende a debilitar su sistema inmune aún más. No deje que le pase. Aprenda métodos nuevos, beneficiosos y útiles para manejar el estrés. Comience por estudiarlos y entenderlos.

## EL ESTRÉS Y LA DEPRESIÓN

El estrés crónico (continuo) nos perjudica emocional e incluso físicamente. Entre sus síntomas se incluyen los siguientes:

- Tristeza
- Episodios frecuentes de rabia
- Falta de apetito
- Falta de sueño
- Depresión
- Fatiga
- Aislamiento de otros
- Falta de autoestima
- Sentimientos de soledad, aun cuando está acompañado
- Sentimientos de culpa
- Dificultad para pensar y para concentrarse
- Mala memoria
- Uso excesivo de drogas o alcohol
- Conducta impulsiva, incluyendo el sexo casual

## Pensamientos y planes de suicidio

El síndrome de depresión es común entre los pacientes con VIH, en particular entre aquellos que acaban de recibir el diagnóstico. La depresión misma contribuye a los sentimientos de rechazo y de abandono. Con ellos vienen la desesperanza y el sentimiento de que todo va mal y de que no hay salida. Si usted ya había recurrido al alcohol y a otras drogas en sus momentos de angustia, ahora el deseo es más grande. Aun los actos violentos vienen después del estrés.

Entre los latinos, la depresión existe tanto como entre otros grupos, pero ni se ve ni se trata. Esto quizá se debe a que creemos que podemos vencer cada obstáculo sin ayuda, y pensamos que la depresión representa debilidad. Es posible que la pobreza y la ignorancia ayuden a que la depresión y sus consecuencias no se vean.

La ignorancia sobre la depresión es lamentable porque en los últimos años hemos avanzado mucho en el diagnóstico y tratamiento. No hay razón para que los latinos no usemos los servicios psiquiátricos que otros grupos usan regularmente. Esos servicios incluyen psicoterapia y medicinas apropiadas. Su enfermero o su trabajador social pueden ayudarle a buscar los servicios que necesita.

Los trastornos de ansiedad son comunes entre los pacientes infectados con el VIH. No son solamente frecuentes entre personas que usan drogas o que impulsivamente tienen relaciones sexuales, sino también entre aquellos que acaban de ser diagnosticados con una enfermedad grave. Con frecuencia los trastornos de ansiedad se acompañan con manifestaciones como dificultades respiratorias, dolor en el pecho, palpitaciones y sentimientos de que va a suceder lo peor. Cuando estos síntomas ocurren juntos, la persona tiene ataques de pánico. Los trastornos de ansiedad se pueden tratar y tienen un buen pronóstico.

La depresión y la ansiedad pueden contribuir a la evolución más rápida de la infección. Usted tiene una mayor probabilidad de mantener un alto recuento de CD4 si se trata para la depresión y para la ansiedad, que con frecuencia llegan juntas. Usted no quiere sufrir un cuadro crónico de depresión con tristeza, falta de motivación y a veces ideas de suicidio.

## EL ESTRÉS Y LA ANGUSTIA

La angustia por las pérdidas experimentadas requiere atención especial. Estas pérdidas pueden incluir el sentimiento de que ha perdido su vida porque tiene la infección, la tristeza por aquellos a nuestro alrededor que han muerto de SIDA, o debido a las drogas, a la violencia, o a la vejez. A veces las pérdidas parecen ser más de lo que podemos soportar.

No es cierto que la gente no muera de tristeza. Una proporción muy grande de aquellos que han tenido pérdidas desarrolla graves depresiones. Tanto la persona que está reaccionando a una pena como la que ya sufre una depresión, probablemente necesitan la ayuda de profesionales de la salud.

No espere que la angustia desaparezca de la noche a la mañana. La creencia de que debería desaparecer después de una o dos semanas es común pero poco realista. El restablecimiento requiere su propio tiempo. Puede llevar meses o años, y la angustia, por su naturaleza, tiene períodos de gran intensidad. Pero las personas que reconocen activamente la angustia y depresión que sienten se restablecen más rápido.

A veces estas angustias son la oportunidad para volver a pensar sobre nuestras vidas, los que nos rodean y los que quieren compartir sus vidas con nosotros. Darles a nuestros amigos una oportunidad de reintegrarse a nuestras vidas puede ser la mejor manera de recuperar nuestro papel en la comunidad. A veces damos más si somos capaces de aceptar más.

Si usted ha sido adicto a las drogas, el tratamiento requerirá que comparta su vida con otros. Entre más participe en sus programas, más puede hacer para volver a sentir el calor humano que proviene de dar mucho y a veces recibir aun más.

Una vez que esté libre de la adicción, podrá encontrar energías que le ayudarán a mantener su abstinencia mediante el uso de sus ideas, iniciativas y esfuerzos en favor de otros y de usted mismo.

## LOS LATINOS Y LOS SENTIMIENTOS

Las paradojas en el mundo latino son múltiples. Mientras la unidad básica de la comunidad latina es la familia, los miembros pueden tener ideas muy diferentes sobre sus papeles y privilegios. El machismo todavía existe. El esposo puede verse como el centro de atención, el que da las órdenes, paga las cuentas y espera obediencia absoluta. La esposa está cambiando rápidamente. Acepta menos órdenes, cree en su propia inteligencia y espera participar en las decisiones de la familia. Las hijas se identifican con su madre al principio, pero después quieren más libertad. Con frecuencia, los hijos rechazan los valores de la familia, especialmente si han encontrado que su posición acerca de asuntos sociales o sexuales es diferente.

En Estados Unidos, el riesgo principal ocurre con la segunda generación: los inmigrantes luchan por progresar y con frecuencia triunfan, esperando que sus hijos lo hagan todavía mejor. Los hijos se encuentran con las dificultades de pertenecer a dos culturas y realmente no pertenecer a ninguna completamente. A veces la pandilla y las drogas ofrecen soluciones aparentes. Como resultado, los latinos estamos enfrentando las ironías resultantes de que muchas familias pueden disolverse cuando aparentemente están avanzando hacia una vida mejor. Conocer el riesgo lleva a muchos a buscar ayuda a tiempo.

Los que buscan y obtienen la ayuda de los profesionales de la salud mental logran un balance entre el progreso y los peligros que vienen con él, incluyendo el alcoholismo y la adicción a drogas. También logran explicaciones verdaderas y prácticas sobre la homosexualidad, mostrando que es común, y que algo que existe sin implicaciones morales.

Si usted ha usado alcohol u otras drogas y ahora está en tratamiento, puede empezar su vida de nuevo donde la había dejado. Con frecuencia el crecimiento emocional termina cuando la persona empieza a usar drogas, y comienza de nuevo cuando deja de usarlas. Si usted las usaba y ya no lo hace, ahora puede comenzar a hacer planes duraderos, a entablar relaciones que le ofrezcan un verdadero respaldo , y a crecer en su vida emocional e intelectual. Para esto necesita metas a corto y a largo plazo, momentos de éxito y momentos de orgullo personal. Este orgullo gradualmente se extiende a todos los que comparten su vida.

## MANTENERSE CONECTADO

El impacto de sus problemas, la ansiedad, la depresión y el esfuerzo para cambiar sus hábitos pueden consumir la energía que necesita para comunicarse con otros.

Una forma de ansiedad es la fobia social, en la que la persona simplemente abandona sus contactos sociales porque le producen una enorme angustia. Cada vez se reconoce mejor este trastorno, y cada vez hay mejores tratamientos para erradicarlo.

La depresión deja a la persona sin energía, sin iniciativa, y sin interés en otros. Esta es la fórmula perfecta para que se aísle y se sumerja en sentimientos negativos y destructivos. Con frecuencia se necesita la ayuda de los familiares, de los amigos, y de los profesionales de la salud para cambiar hacia una actitud y una visión mucho más positivas. La familia latina tiene un papel muy importante en lograr tratamiento adecuado para los que están perdidos en medio de la angustia y el desaliento. Recuerde que todos pueden ayudar, incluyendo los miembros de su iglesia y los grupos de apoyo.

Usted necesita estar conectado con otros seres humanos en el mundo. Esto puede suponer un esfuerzo positivo. Los pacientes, después de haber sido diagnosticados, con frecuencia se sienten

> *Usted necesita estar conectado con otros seres humanos en el mundo. Esto puede suponer un esfuerzo positivo. Los pacientes, después de haber sido diagnosticados, con frecuencia se sienten terriblemente aislados por su propio miedo de tener que enfrentarse solos a una dura lucha.*

terriblemente aislados por su propio miedo de tener que enfrentarse solos a una dura lucha.

Otras personas pueden ayudarle a sobrellevar los buenos y malos momentos que conllevan el diagnóstico, el tratamiento y los nuevos retos en el camino hacia la recuperación. Los profesionales, su familia y amigos, sus grupos de apoyo y otros pacientes le ayudarán a compartir sus emociones, le ofrecerán su compañía, y le darán consejo cuando usted lo quiera. *No trate de avanzar solo. Estará aumentando la posibilidad de fracasar.*

Algo magnífico es que usted puede ayudarse a sí mismo mientras ayuda a otros en el grupo. Al principio, sentirá la necesidad de ayuda, estará ansioso por recibir el apoyo de otros. Cuando ya haya estado participando en el grupo durante un tiempo, tendrá la oportunidad de devolver algo de lo que ha recibido ayudando a alguien más necesitado que usted. Este intercambio nos hace pensar que no estamos solos y que todos necesitamos de los otros.

A veces nuestro aislamiento termina cuando de nuevo buscamos a nuestra familia y nuestros amigos. Para la persona que ha cortado vínculos y abandonado a la familia y los amigos, el retorno puede ser difícil. Comience por escuchar su propio sentido común. No nacimos para estar solos. Sea lo que sea que necesitamos, debemos reintegrarnos a nuestra vida social. Aun nuestras mascotas, a quienes damos y de quienes recibimos afecto, nos pueden ayudar.

Puede que usted ya tenga el apoyo de los que lo rodean. Si no lo tiene, no espere que aparezca solo. Acérquese a otros. Aumente la solidaridad humana que todos necesitamos, especialmente cuando las cosas no van bien.

## LA TERAPIA

Todas las personas que han desarrollado una adicción al alcohol o a otras drogas pueden beneficiarse sometiéndose a una evaluación que permita entender todos sus problemas. Muchas de estas personas usan las drogas para tratar de resolver problemas de ansiedad, depresión o falta de contacto con la realidad. La proporción de pacientes con adicciones que está en las salas médicas o psiquiátricas de los hospitales es muy alta. El tratamiento más exitoso es el que tiene en cuenta a todas las enfermedades que afectan a la persona.

## GRUPOS DE APOYO

Los grupos se han usado durante largo tiempo en el tratamiento del alcoholismo y otras adicciones. Algunos se basan en terapias cognitivas, otros en técnicas interpersonales, y otros usan los principios de los alcohólicos anónimos (AA). Los grupos de AA usan la influencia de otras que han sufrido la misma adicción para ayudar a que la persona avance hacia una vida de sobriedad. Esta vida se logra con frecuencia cuando la persona atraviesa doce pasos que ayudan a un mejor balance emocional. Todas estas terapias han sido de ayuda en la lucha contra las adicciones.

AA puede considerarse un grupo de apoyo. Como otros, permite compartir los más íntimos sentimientos de culpabilidad, vergüenza y angustia sin perderse a sí mismo. Oír los relatos conmovedores y a veces heroicos de otros ayuda a dar perspectiva a su vida.

Actualmente hay muchos grupos de apoyo, a menudo para

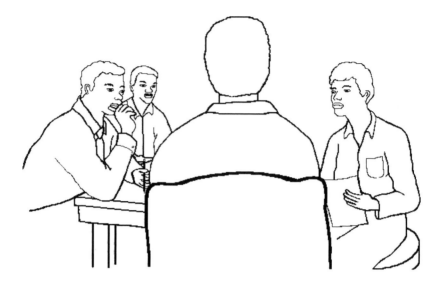

problemas diferentes. Muchos encuentran acogida en un lugar donde pueden reír y llorar libremente con otros que tienen los mismos problemas. Para los que han dejado que la vergüenza o la falta de poder los aísle de otros, el mero hecho de unirse a un grupo puede significar el regresar al mundo (Véase la sección de Recursos para buscar los grupos de apoyo).

## VOLVER A UNA VIDA MEJOR

La angustia de vivir con la ambigüedad de la infección del VIH es real. Si actualmente su recuento de CD4 está elevado, usted no puede saber hasta qué punto disminuirá y tendrá que empezar a tomar medicamentos antirretrovirales. Si su recuento de CD4 ya es bajo, es posible que piense que perderá su salud. De cualquier manera, tendrá buenos y malos días, quizás lo suficientemente malos para perder el optimismo.

Sabiendo esto, mire al futuro. No espere hasta cuando su recuento de CD4 haya bajado a 200 para buscar ayuda. No espere hasta el momento de estar desesperado. Para algunos, es un amigo íntimo quien les ayuda a seguir adelante. Para otros, es el grupo de apoyo del VIH. Otros encuentran ayuda en la oración, en los grupos de estudio de la Biblia, o en la meditación. Lo importante es que usted tenga contacto seguro y regular con una persona o con un grupo de personas que le den la bendición de alguien que lo oye sin juzgarlo, y de alguien que le ofrece estímulo. En la fuerza de otros encontramos nuestra fuerza, la fuerza que nos permite avanzar.

Todo lo que le ayude es bienvenido. Ya sean conversaciones con amigos o con personas que tienen la infección, grupos que se reúnen a orar, a leer la Biblia, a meditar o a seguir los principios de AA, todo lo que pueda ayudar puede tener una importancia decisiva para cada persona. Compartir ideas y aspiraciones siempre ayuda.

Usted necesita la ayuda de cada persona que le confiera una esperanza verdadera y sólida. Además, también está la esperanza en el avance de la medicina. Los tratamientos que tenemos hoy parecían imposibles hace diez años. El futuro es prometedor.

En resumen, después del diagnóstico de la infección con VIH, si usted sigue el tratamiento estrictamente, fluctuará entre la incertidumbre, la angustia y la esperanza, lo cual es una situación difícil. Tan difícil como es la agonía de saber que puede haber contagiado a otros. Pero la vida con VIH no es un viaje hacia la desesperación. Puede tener días buenos cuando el VIH no es el centro de su atención. Se sentirá mejor si recuerda que nadie más es responsable por su infección. Ahora

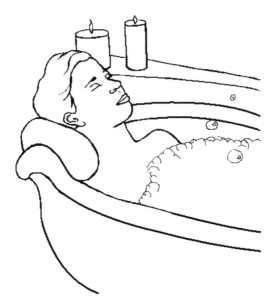

debe mantenerse en tratamiento por el resto de su vida. Este
es un hecho, y usted no puede cambiarlo. Si lo ha aceptado, use
su energía para investigar los recursos que tiene y no ha usado,
y para volver a su familia, a sus amigos y a su comunidad y
encontrar a aquellos que quieren ayudarlo. En esta forma,
vuelve a vivir con los suyos.

Casi todos nuestros pacientes llegan al punto en que los
mejores días superan con creces a los peores días. Es difícil llegar a este punto, pero es una meta posible para todos.

## ALIVIO DEL ESTRÉS

Aquí hablamos de varios temas que se relacionan pero merecen atención individual: el cuidado que usted le da a su salud
mental, sus relaciones con otros y los tratamientos que lo
pueden llevar a obtener lo mejor de sí mismo.

Ya hemos hablado sobre el estrés, una parte importante de la vida de cada persona. No solamente hemos aprendido mucho sobre las reacciones al estrés, sino también sobre sus causas.

Las escalas que estudian el impacto del estrés muestran que las situaciones más exigentes para una persona incluyen la muerte del cónyuge, el divorcio, la separación, el encarcelamiento, la muerte de un familiar cercano y las enfermedades. Otras situaciones que exigen un enorme ajuste incluyen las dificultades sexuales, los cambios en su situación financiera, la muerte de un amigo cercano y todo cambio en su trabajo. Como puede observar, la infección con el VIH puede producir estrés de muchas maneras.

### Identificación del estrés

*Su consejero, sus amigos y sus grupos de apoyo pueden proporcionarle una gran ayuda, pero el sobrellevar el estrés supone también actuar para ayudarse a sí mismo.* Para enfrentarse a cualquier problema, primero hay que identificarlo. Pero eso no es siempre tan fácil como suena. Si usted ha sufrido de estrés durante mucho tiempo, el estrés es como el aire que respira. Usted se ha acostumbrado a él.

Uno de los primeros pasos para el manejo del estrés es entenderlo y entender cuál es su reacción ante dicho estado.

Usted puede estar reaccionando ante:

• La necesidad de hablar con otros sobre su infección, sobre su vida sexual o sobre su uso de drogas.
• La necesidad de solventar sus gastos de atención

médica, y de manejar los problemas en su trabajo, o su tratamiento y sus citas médicas.

• La necesidad de proteger a un amigo o cónyuge que, al contrario de usted, no tiene la infección del VIH pero teme tanto por su salud como por el peligro de contagio. Esta persona puede beneficiarse participando en una de sus citas para terapia emocional.

Hablar con la familia es generalmente difícil. Debe transformar su angustia en un plan de acción. Supongamos que usted está temeroso de hablar sobre la infección con su madre. Un primer paso puede ser hablar con un familiar que esté interesado en el bienestar de ambos. Después de la conversación, es posible que sepa cómo actuar. Muy probablemente le dirá a su madre en forma calmada y honesta lo que sucede, de manera que no haya incomodidades. En estas cosas, cuando hay voluntad, se encuentra el camino.

La respuesta al estrés se puede modificar. Durante muchos años se han estudiado medidas simples que reducen las tensiones internas, le permiten manejar el estrés con mayor eficacia y ayudan a mejorar su salud física y mental.

Las medidas mediante las cuales usted aprende a controlarse y a mejorar sus reacciones tienen cuatro elementos básicos:

Si es posible, todos los días pero por lo menos tres veces a la semana, retirarse a un lugar donde haya silencio y pueda desconectarse de distracciones exteriores.

Concentrarse en un objeto único, una palabra, un sonido. Si se distrae, regresar a su objeto y mantenerlo en el centro de su atención.

Tomar una actitud pasiva, tratar de dejar su mente en blanco, con la sola excepción del objeto en que se concentra. Si le llegan nuevos pensamientos o imágenes, dejar que pasen y concentrarse en su objeto.

Adopte una posición cómoda y manténgala durante toda la actividad, que usualmente dura veinte minutos.

La persona que aprende y usa esta estrategia avanza paulatinamente en el manejo de sus estados de estrés.

También ayuda a aprender a juzgar dichos estados en la forma más lógica posible.

Con frecuencia nuestro pensamiento, especialmente en condiciones de estrés, se desvía y toma pautas erróneas. Estas pautas han sido examinadas por los psiquiatras por muchos años, e incluyen las siguientes:

1. TODO O NADA. Mirar las cosas en términos absolutos, en categorías de blanco y negro: padezco una infección grave y me voy a morir

2. GENERALIZACIÓN EXCESIVA. Ver eventos negativos como una cadena ilimitada de fracasos. Esta enfermedad es el resultado de todo lo que he hecho mal en mi vida.

3. FILTRO MENTAL. Centrarse en lo negativo sin pensar en lo positivo. Lo único que usted ve en su vida es la enfermedad

4. OMITIR LO POSITIVO. Insistir en que sus triunfos y sus cualidades no cuentan o no existen. Niega sus buenos atributos porque tiene la infección.

5. SALTAR A CONCLUSIONES:
   A) LEYENDO LA MENTE – Asumir que otros responden negativamente, cuando no hay evidencia definitiva; sin evidencia, cree que otros lo juzgan mal.
   B) LEYENDO LA FORTUNA – Predecir, sin pruebas claras, que las cosas van a resultar mal. "No hay curación, estoy perdido".

6. SOBREESTIMACIÓN O SUBESTIMACIÓN. Dar importancia excesiva a las cosas malas, o subestimar el valor de las buenas. Sin pensar en los beneficios que está recibiendo de su tratamiento, ve cualquier problema como un signo de fracaso.

7. RACIOCINO EMOCIONAL. Su razonamiento se basa en sentimientos negativos: "Me siento mal. Esto quiere decir que merezco sentirme mal".

8. DECLARACIONES DE DEBER. Criticar a otros o a usted mismo con planteamientos de obligación que pueden no ser reales. Esto lleva a exigir más de usted mismo precisamente cuando debe aprender a conservar su energía.

9. ROTULACIÓN Y DESROTULACIÓN. Cambiar la realidad a una generalización no fundamentada: en vez de decir "cometí un error," usted se rotula como "fracaso" o algo similar.

10. PERSONALIZACIÓN Y CULPA. Culparse a sí mismo por algo de lo que no era enteramente responsable. Esto con frecuencia les sucede a las víctimas que nunca tuvieron razón para sospechar la infección.

La clave del éxito del manejo del estrés, si usted tiene el VIH, es prever la necesidad y saber cómo buscar ayuda. Todos podemos aprender a modular mejor nuestras reacciones ante el estrés y a mejorar nuestro uso de la lógica en momentos de angustia. Al hacerlo, podemos obtener una visión más saludable y más real de nuestras vidas. Aunque habrá fluctuaciones y problemas, los podemos esperar con la certeza de que estamos mejor preparados. Lo estamos porque podemos estudiar nuestras reacciones antes de que ocurran, y podemos reducir la ansiedad, el temor y la irritación de manera que podamos estudiar alternativas constructivas y útiles. Muchos necesitamos la ayuda de profesionales de la salud mental para mejorar, perfeccionar y usar nuestras reacciones positivas.

> *La clave del éxito del manejo del estrés, si usted tiene el VIH, es prever la necesidad y saber cómo buscar ayuda.*

## EL SUEÑO

La infección con VIH puede producir emociones como angustia, depresión y pesimismo, que le roban el sueño precisamente cuando usted lo necesita más para mantener sus defensas.

Recuerde que el uso de alcohol, nicotina o cafeína interrumpirá el sueño, especialmente si se consumen en las últimas horas del día. Muchos problemas emocionales, especialmente la ansiedad y la depresión, producen insomnio, y pueden requerir tratamiento especializado.

La higiene del sueño generalmente ayuda mucho:

- El ejercicio durante el día y hábitos regulares para las comidas son un buen comienzo.
- Use actividades que llevan al relajamiento antes de acostarse. Conversar con los amigos o la familia, leer algo interesante y ligero, oír música, evitar películas con escenas traumáticas.
- Deje sus problemas de trabajo en el lugar donde trabaja.
- Use la cama para dormir y no para continuar su trabajo.
- Asegúrese de que tiene la temperatura, la oscuridad y el silencio necesarios para el descanso.
- Proteja su respiración. Si duerme en un lugar que se ventila todos los días durante varias horas, será más fácil eliminar los factores que producen alergias y dificultad respiratoria en la noche.

Recuerde que el insomnio tiene muchas causas, y hay expertos médicos que pueden ayudar.


## EL EJERCICIO

Estar enfermo no es una razón para no hacer ejercicio. Usted puede tener mejores y peores días, pero el ejercicio aumentará la cantidad de días mejores.

Caminar sigue siendo uno de los mejores ejercicios. Siguiendo los consejos de los Institutos de Salud en Estados Unidos, cada vez hay más personas que caminan a diario y usan un podómetro para saber el número de pasos que camina regularmente. Diez mil pasos al día han sido una meta para muchos.

## CONCLUSIÓN

Este libro habla sobre los latinos y la epidemia de infección con el VIH. Los latinos no hemos estado preparados para la epidemia. Los prejuicios, la opinión acerca de nosotros mismos y la falta de conocimiento han permitido el avance de la epidemia en nuestra comunidad.

El primer paso en la lucha contra la epidemia es entender la biología de la infección con VIH, cómo se contrae y cómo destruye el sistema inmune. Un segundo paso es entender los factores humanos que se aplican especialmente a los latinos y pueden ayudar al avance de la epidemia o a su erradicación.

El problema afecta a toda nuestra comunidad y nos pertenece a todos. Si logramos educarnos, aumentar los controles e informarnos mejor sobre nuestros temores, fantasías y realidades, que es lo que este libro busca, podremos luchar contra el VIH con mayor éxito.

Cada vez hay una mayor cantidad de médicos latinos preparados para ayudar, y todos podemos contribuir a erradicar este nuevo peligro para nuestras familias.

# RECURSOS

## 1. DÓNDE HACERSE LAS PRUEBAS DEL SIDA:

Si usted o un amigo quieren someterse a una prueba del VIH gratis y confidencial y no saben dónde ir, llamen a la Línea Nacional del SIDA al: 1-800-342-2437.

## 2. AYUDA PARA ENCONTRAR ORGANIZACIONES DE VIH EN SU COMUNIDAD:

La Red de Datos de Tratamiento del SIDA (*AIDS Treatment Data Network*) ofrece información sobre programas nacionales de ayuda para medicamentos contra el VIH y otras formas de recibir atención gratuita para el VIH. Consulte su sitio Web en www.aidsinfonyc.org.

El sitio Web de *AIDS Action* es excelente. Puede acceder a él en www.aidsaction.org.

Si no tiene acceso a una computadora, puede llamar a la línea de asesoramiento sobre el SIDA al: 1-800-590-2437.

*Project Inform* está dedicado a erradicar la epidemia del SIDA. Patrocina una línea directa gratuita para las personas que tienen preguntas sobre los tratamientos del VIH, 1-800-822-7422.

### 3. APRENDER A PREVENIR LA PROPAGACIÓN DEL VIH:

La Red de Información sobre Prevención Nacional de los Centros para el Control de Enfermedades de EE.UU. se especializa en prevención. Puede llamarlos al: 1-800-458-5231 o visitarlos en: www.cdcpin.org.

*Balm in Gilead* es una organización que alienta a las iglesias a abrir sus puertas a las personas que padecen VIH y a patrocinar ministerios de SIDA. La organización, con sede en la Ciudad de Nueva York, proporciona también material educativo y de prevención contra el SIDA, adecuado a cada cultura y orientado a la espiritualidad. Llámelos al: 212-730-7381 o visite: www.balmingilead.org.

### 4. PARA INFORMACIÓN GENERAL SOBRE EL VIH:

Para obtener información fácil de entender sobre una amplia variedad de temas médicos y de salud mental del VIH y el SIDA, y sesiones de preguntas y respuestas francas con los médicos del VIH, visite *The Body*, un sitio Web comercial dirigido por la *Body Health Resources Corporation*, www.thebody.com.

La Fundación del SIDA de San Francisco ofrece mucha información en su sitio Web: www.sfaf.org.

Otro sitio para personas con el VIH que ofrece mucha información, en especial, desde nutrición hasta infecciones oportunistas, es www.aids.org. Este sitio tiene también una extensa bibliografía de libros sobre el VIH. AIDS.org está dedicada a proporcionar información sobre el SIDA en la Web.

## 5. PARA INFORMACIÓN SOBRE MEDICAMENTOS, EFECTOS SECUNDARIOS Y ESTUDIOS CLÍNICOS:

Comuníquese con la Línea Nacional de Tratamiento del VIH/SIDA, en el 1-800-822-7422 o visite www.project inform.org.

Cómo participar en un estudio clínico: Comuníquese con el Servicio de Información de Estudios Clínicos del SIDA, un sitio Web patrocinado por la Biblioteca Nacional de Medicina, en el 1-800-874-2572, o visite: www.actis.org.

La Fundación Estadounidense para la Investigación del SIDA (*The American Foundation for AIDS Research* ) es una organización no lucrativa de defensa e investigación. El sitio Web del grupo proporciona información sobre estudios clínicos. Visite: www.amfar.org. El sitio Web comercial, www.centerwatch.com, ofrece una lista de los estudios clínicos que necesitan voluntarios.

El sitio Web comercial, www.centerwatch.com, ofrece una lista de los estudios clínicos que necesitan voluntarios.

## 6. PARA INFORMACIÓN MÉDICA ESPECÍFICA SOBRE EL VIH, LAS INFECCIONES OPORTUNISTAS Y EL SIDA:

El Servicio sobre el SIDA de la Universidad Johns Hopkins proporciona información médica actualizada y ofrece sesiones de preguntas y respuestas con expertos destacados en el VIH. Ingrese a www.hopkins-aids.edu.

El gobierno federal patrocina varios sitios Web sobre el VIH. Uno de ellos es el sitio del Servicio de Información de Tratamiento del SIDA (*AIDS Treatment Information Service*), del Departamento de Salud y Servicios Humanos de EE.UU. Este sitio ofrece mucha información, pero la mayor parte es técnica.

El sitio Web es: www.hivatis.org. El Instituto Nacional de Salud Mental (*National Institute of Mental Health*), un instituto gubernamental de investigación en Washington, DC, tiene información en su sitio Web sobre el VIH y las enfermedades cerebrales y del sistema nervioso central. www.nimh.nih.gov/

El Centro de Información sobre el SIDA en la Administración de Veteranos ofrece también información clara sobre el VIH y el SIDA. Llámelos al: 202-273-9206 o visite: http://vhaaidsinfo.cio.med.va.gov.

## 7. PARA INFORMACIÓN SOBRE FARMACOTERAPIAS APROBADAS:

Ingrese al sitio Web oficial de la Administración de Alimentos y Medicamentos (*Food and Drug Administration*) del gobierno federal en www.fda.gov/oashi/aids/hiv.html. Este organismo es responsable de aprobar todos los medicamentos de venta bajo receta.

Si usted ha descubierto algún tratamiento fraudulento contra el VIH, que incluye medicamentos, remedios a base de hierbas o complementos dietéticos, puede presentar una queja anónima en su estado. Para saber cómo hacerlo vaya al sitio Web de la Administración de Alimentos y Medicamentos (FDA, por sus siglas en inglés), que patrocina el programa.

Los Equipos Operativos del Estado/FDA para el Fraude relacionado con el SIDA (*AIDS Health Fraud Task Forces*) son también útiles para la lucha contra el fraude.

## 8. PARA OBTENER AYUDA PARA DECIDIR SOBRE EL TRATAMIENTO CONTRA EL VIH Y SEGUIRLO:

Visite el sitio Web de *The Body*, www.thebody.com.

También consulte el sitio Web de Project Inform: www.projectinform.org. Puede llamar a la línea directa gratuita sobre tratamiento de *Project Inform*: 1-800-822-7422.

## 9. PARA INFORMACIÓN SOBRE LA MUJER Y EL VIH:

La Administración de Recursos y Servicios de Salud del gobierno federal patrocina un sitio Web sobre mujeres con el VIH. Pero la información es muy técnica y está dirigida a profesionales de la salud. Visite: www.hrsa.gov/womencare.htm.

La mayoría de los sitios Web sobre el VIH tienen también información específica sobre las mujeres y el VIH, así que visítelos.

## 10. PARA INFORMACIÓN SOBRE LOS TRANSEXUALES Y EL VIH, VAYA A:

Transgendered National International: www.tgni.com

FTM International: www.ftm-intl.org

Renaissance Transgender Assoc., Inc.: www.ren.org

## 11. PARA INFORMACIÓN SOBRE EL VIH/SIDA Y LA ADICCIÓN

SAMSHA (Administración de Servicios de Salud Mental y Drogadicción del Departamento de Salud y Servicios Humanos de EE.UU., *Substance Abuse and Mental Health Services Administration of the U.S. Department of Health and Human Services*) tiene un sitio Web que puede orientarlo al programa de desintoxicación que usted necesite: http://find-treatment.samhsa.gov/

## 12. PARA INFORMACIÓN SOBRE LOS ESFUERZOS INTERNACIONALES PARA LUCHAR CONTRA LA EPIDEMIA DEL SIDA:

La Fundación Pangaea proporciona excelente información:

Pangaea Global AIDS Foundation

995 Market Street, Suite 280

San Francisco, CA 94103

415–581–7001 (teléfono)

415–581–7009 (fax)

www.pgaf.org

Harvard University tiene un sitio Web dedicado a cuestiones internacionales sobre el SIDA. Entre en:

www.hsph.harvard.edu/hai

Para obtener noticias sobre el SIDA en África visite:

www.allafrica.com/aids.

## 13. PARA INFORMACIÓN SOBRE CÓMO ENCONTRAR AYUDA PARA PAGAR SU TRATAMIENTO DEL VIH Y MEDICAMENTOS:

Visite el sitio Web del SIDA de la Administración de Recursos y Servicios de Salud del gobierno federal en: http://hab.hrsa.gov/getting.html. La agencia supervisa los principales programas que se han establecido para ayudar a financiar el tratamiento del VIH, entre los que se incluye el Programa de Ayuda para Medicamentos contra el SIDA (*AIDS Drug Assistance Program*).

Si no tiene acceso a una computadora, puede llamar a la línea directa de consejos sobre el SIDA: 1-800-590-2437.

## 14. PARA INFORMACIÓN SOBRE CUESTIONES DE NUTRICIÓN, ALIMENTACIÓN E INOCUIDAD DE LOS ALIMENTOS:

Visite el sitio Web de la Asociación Dietética Estadounidense (ADA, por sus siglas en inglés), una organización de nutricionistas profesionales que han sido certificados por su estado. El sitio Web de la ADA es: http://hivaidsdpg.org.

También puede probar con: www.aidsnutrition.org, patrocinado por la Alianza de Servicios de Nutrición del SIDA (*AIDS Nutrition Services Alliance*), un grupo de organizaciones sin fines de lucro que ofrecen servicios a personas con el VIH.

La Administración Federal de Alimentos y Medicamentos proporciona información en su sitio Web sobre la inocuidad de los alimentos. Visite el sitio Web oficial de la FDA en www.fda.gov/oashi/aids/hiv.html.

## 15. PARA CONSEJOS E INSPIRACIÓN SOBRE EL ESTADO FÍSICO Y EL VIH:

Visite www.HIVfitness.org. Un Entrenador Personal Certificado de nivel avanzado proporciona la información de este sitio.

## 16. PARA INFORMACIÓN SOBRE TERAPIAS MÉDICAS ALTERNATIVAS PARA PERSONAS CON EL VIH:

¡Tenga cuidado! Hay muchos charlatanes que venden productos peligrosos o inútiles y sólo lo hacen para conseguir su dinero. Antes de probar algo consulte con su prestador de salud y la organización de defensa del SIDA de su zona.

Para obtener información razonable sobre los tratamientos alternativos, visite un sitio patrocinado por Bastyr University, una universidad que se especializa en medicina alternativa: www.bastyr.edu.

## 17. PARA AYUDA PARA ENCONTRAR UNA CONGREGACIÓN CERCANA QUE TENGA UN MINISTERIO DE SIDA O ACOJA A MIEMBROS CON VIH:

Comuníquese con *Balm in Gilead*, en la Ciudad de Nueva York. 212-730-7381. www.balmingilead.org.

El propósito del Proyecto *AIDS Memorial Quilt* es recordar y sanarse. Visite www.aidsquilt.org.

# ÍNDICE